Ruben Tammam

Consensus sur les mises en fonction immédiate en implantologie orale

Ruben Tammam

Consensus sur les mises en fonction immédiate en implantologie orale

Les mises en charge immédiate en implantologie

Presses Académiques Francophones

Impressum / Mentions légales
Bibliografische Information der Deutschen Nationalbibliothek: Die Deutsche Nationalbibliothek verzeichnet diese Publikation in der Deutschen Nationalbibliografie; detaillierte bibliografische Daten sind im Internet über http://dnb.d-nb.de abrufbar.
Alle in diesem Buch genannten Marken und Produktnamen unterliegen warenzeichen-, marken- oder patentrechtlichem Schutz bzw. sind Warenzeichen oder eingetragene Warenzeichen der jeweiligen Inhaber. Die Wiedergabe von Marken, Produktnamen, Gebrauchsnamen, Handelsnamen, Warenbezeichnungen u.s.w. in diesem Werk berechtigt auch ohne besondere Kennzeichnung nicht zu der Annahme, dass solche Namen im Sinne der Warenzeichen- und Markenschutzgesetzgebung als frei zu betrachten wären und daher von jedermann benutzt werden dürften.

Information bibliographique publiée par la Deutsche Nationalbibliothek: La Deutsche Nationalbibliothek inscrit cette publication à la Deutsche Nationalbibliografie; des données bibliographiques détaillées sont disponibles sur internet à l'adresse http://dnb.d-nb.de.
Toutes marques et noms de produits mentionnés dans ce livre demeurent sous la protection des marques, des marques déposées et des brevets, et sont des marques ou des marques déposées de leurs détenteurs respectifs. L'utilisation des marques, noms de produits, noms communs, noms commerciaux, descriptions de produits, etc, même sans qu'ils soient mentionnés de façon particulière dans ce livre ne signifie en aucune façon que ces noms peuvent être utilisés sans restriction à l'égard de la législation pour la protection des marques et des marques déposées et pourraient donc être utilisés par quiconque.

Coverbild / Photo de couverture: www.ingimage.com

Verlag / Editeur:
Presses Académiques Francophones
ist ein Imprint der / est une marque déposée de
OmniScriptum GmbH & Co. KG
Heinrich-Böcking-Str. 6-8, 66121 Saarbrücken, Deutschland / Allemagne
Email: info@presses-academiques.com

Herstellung: siehe letzte Seite /
Impression: voir la dernière page
ISBN: 978-3-8381-4701-7

Zugl. / Agréé par: Marseille, 2009

Copyright / Droit d'auteur © 2014 OmniScriptum GmbH & Co. KG
Alle Rechte vorbehalten. / Tous droits réservés. Saarbrücken 2014

LA MISE EN FONCTION IMMEDIATE EN IMPLANTOLOGIE ORALE : ETAT DE LA QUESTION

I. Introduction

En quatre décennies, l'implantologie dentaire s'est imposée comme une discipline incontournable de la dentisterie. Au cours de son existence, les concepts et les modalités de traitement ont subi de notables évolutions.

Les premiers implants, souvent mis en fonction immédiatement, aboutissaient régulièrement à l'échec thérapeutique. A la fin des années 70, après 15 ans de recherches cliniques, P.I Bränemark[22] introduit le concept de l'ostéo-integration. Le contact direct entre l'os et l'implant permet ainsi d'obtenir un succès thérapeutique de manière reproductible. Bränemark explique ces résultats par un protocole de pose des implants en deux temps chirurgicaux permettant ainsi de les préserver des contraintes mécaniques durant la phase de cicatrisation osseuse. Pour l'équipe Suédoise, le protocole en 2 temps chirurgicaux est le garant de l'ostéointegration

A cette époque, il a été établi, de manière empirique, que le temps nécessaire entre la pose des implants et leur mise en charge était de 3 mois à la mandibule et de 6 mois au maxillaire[22].

Cependant le délai d'appareillage et le port de prothèse amovible transitoires sont rapidement devenus les inconvénients majeurs des traitements implantaires. L'idée de réduire les délais d'attente traditionnellement requis pour répondre aux demandes esthétiques et fonctionnelles des patients, reste un objectif pour de nombreux cliniciens[4,11,39,156]. Progressivement, on voit apparaître dans la littérature de plus en plus d'essais cliniques fructueux sur la mise en fonction immédiate d'implants[4,11,39]. Signe du changement, après 20 ans de règne des principes initialement préconisés par P.I Bränemark, l'équipe Suédoise revient officiellement sur la mise en fonction différée avec le système Novum®[28, 163].

Cette approche a pour principaux avantages la disparition du 2ème temps chirurgical et la réduction du délai d'appareillage pour les patients. Les industriels ont naturellement orienté leurs recherches dans ce sens afin de proposer de nouveaux produits implantaires satisfaisant cette nouvelle demande.

Mais cela ne se fait il pas au détriment de l'intérêt du patient ? Faut-il la généraliser ? Quelles en sont les indications et contre-indications ? De nombreuses questions restent encore sans réponse.

Depuis plus de 10 ans, la mise en fonction immédiate fait l'objet de nombreux travaux dans la presse scientifique.

Le but de ce travail est de faire l'état actuel de la question sur la mise en charge immédiate en implantologie en fonction des différentes situations cliniques.

Dans un premier temps un rappel sur les principes de l'ostéointegration sera fait. Nous aborderons dans un second temps l'historique des mises en fonction après quoi nous donnerons quelques définitions des différents types de mise en fonction en implantologie.

Puis nous étudierons les différents résultats de la littérature sur les mises en charges immédiates en fonction du type de réhabilitation, de l'anatomie, du type d'implants, de l'état général du patient et de l'occlusion.

II. L'ostéointegration

II.1. Introduction

En 1977 le terme d'ostéointegration a été proposé par Bränemark et coll.[22] pour définir « le contact direct entre l'os et le titane ». Jusqu'alors, l'interposition de tissu fibreux conjonctif entre l'os et l'implant était considérée comme une réponse inévitable et même souhaitable. Les différentes études réalisées sur cette fibro-integration montrent des résultats inacceptables dans toutes les publications avec un pourcentage de survie de l'implant diminuant progressivement avec le temps[5].

S'il est possible de montrer des implants fibro-intégrés ayant 15 ou 20 ans de recul, certaines études montrent une moyenne de 70% de succès à la mandibule et 40% au maxillaire supérieur après 15 ans[19].

Ces moyennes sont très variables selon les auteurs, et avec des critères de succès mal définis.

La plupart des courbes statistiques montrent une perte progressive des implants avec le temps ; rapide au maxillaire, plus lente a la mandibule ; permettant de conclure à la perte inexorable de l'implant que ce soit à court, moyen ou long terme. En effet le tissu fibreux interposé entre l'os et l'implant montre une orientation générale de ses fibres parallèles aux surfaces de l'os et de l'implant contrairement à un desmodonte qui est perpendiculaire aux surfaces osseuses et dentaires.

Un tel type de tissu évoque plutôt une membrane d'interposition pathologique à l'avenir imprévisible. Si cette structure reste parfois stable au contact d'un os dense et bien organisé; elle est susceptible, sous l'effet de facteurs mal connus, d'augmenter d'épaisseur.

Cette augmentation se fait, bien évidemment aux dépens de l'os. Il s'installe alors une ostéolyse péri-implantaire qui entraîne l'apparition de phénomènes inflammatoires, obligeant la dépose de l'implant.

II.2. Définitions et généralités

« *L'ostéointegration se définit comme une jonction anatomique et fonctionnelle directe entre l'os haversien vivant remanié et la surface de l'implant mis en charge* »[24].

Ce concept se base sur 2 notions principales de :
- jonction anatomique
- fonctionnalité

II.2.1. La jonction anatomique

Cette notion caractérise l'interface os/matériau implantaire (titane) comme une « zone de relation étroite entre l'os trabéculaire, les vaisseaux sanguins et la surface de l'implant »[24] qui permet de limiter les mouvements de l'implant créant un phénomène d'ankylose. Cela suppose une absence de tissu fibreux au niveau de l'interface os –implant (Dorland's 1994). Qualitativement cela se définit par : « La coopération au niveau de l'interface entre les composants moléculaires, cellulaires, et tissulaires qui crée une relation dynamique étroite entre les matériaux biologiques et non biologiques[23] ».

II.2.2. La fonctionnalité implantaire

Elle définit l'ostéointegration comme « *le processus par lequel, cliniquement, une fixation rigide d'un matériau alloplastique est établie et maintenue dans le tissu osseux pendant la charge fonctionnelle*[91]. ».

Or cette dernière s'inscrit dans deux dimensions que sont :
- la dimension biomécanique, dans laquelle la charge fonctionnelle se caractérise par les forces occlusales en intensité et en direction s'appliquant à l'implant lors des fonctions manducatrices (essentiellement mastication déglutition) qu'il dit lui-même transmettre à l'os.
- la dimension temporelle, dans laquelle la charge fonctionnelle se caractérise par le moment de mise en charge et par la longévité du complexe os-implant.

II.3. Histologie et physiologie osseuse

II.3.1. Principes de la physiologie osseuse

II.3.1.1. Composition

Le tissu osseux est un biomatériau organo-minéral vivant qui a, au sein de l'organisme, deux fonctions essentielles :

- réserve en métabolites minéraux, principalement pour le métabolisme phosphocalcique
- soutien structural de l'organisme

Afin de répondre au mieux au besoin de l'organisme, sa composition complexe se caractérise à différents niveaux :

- histologique
- microstructural
- macrostructural

II.3.1.2. Histologie de l'os

II.3.1.2.1. Les cellules osseuses

Elles sont de trois types :

- Les ostéoblastes: sont les cellules responsables de la synthèse des constituants de la matrice osseuse et de sa minéralisation. Elles forment, sur la surface osseuse, une couche monocellulaire appelée « bordure ostéoïde ».

- Les ostéocytes: sont des ostéoblastes piégés par le front de minéralisation au sein de lacunes appelées « ostéoplastes ». Ils présentent de nombreux prolongements cellulaires cheminant dans des canalicules de la matrice minérale et permettant une contiguïté entre eux.

- Les ostéoclastes: sont des cellules géantes, responsables de la résorption osseuse qui s'effectue grâce à des enzymes lysosomiales. Les ostéoclastes creusent ainsi des excavations dans l'os connues sous le nom de « lacunes de HOWSHIP ».

II.3.1.2.2. La matrice extracellulaire

Sa composition dépend des cellules dont l'activité est partiellement gouvernée par des hormones (parathormone, calcitonine, vitamine D, œstrogènes…), des facteurs de croissance (TGF.beta,ILGF…), des cytokines (interleukines, CSF, lymphokines…), des facteurs locaux (prostaglandines), la nutrition (calcium) et des facteurs mécaniques.

Cette matrice se caractérise par un tissu conjonctif secondairement minéralisé comprenant deux phases :

- minérale: constituant 65% du poids de l'os sec. Elle se compose de 90% de phosphate de calcium et de 10% de carbonate de calcium, sous forme de cristaux d'hydroxyapatite.
- organique: prédominée par des protéines collagéniques (de type 1 essentiellement, III et V), et dans de moindres proportions des protéines non-collagéniques (glycoprotéines, protéoglycannes, GLA protéines), de l'eau et de petites quantité de mucopolysaccharides (chondroïtine sulfate).

II.3.1.3. Description microstructurale

II.3.1.3.1.Tissu ostéoïde ou os tissé

C'est un tissu osseux hautement cellulaire qui de forme rapidement (30 à 50 µm / j).Il a une densité relativement faible avec des fibres sans orientation précise d'ou sa faible résistance mécanique. Cependant il joue un rôle important de stabilisation dans la phase de cicatrisation initiale après mise en place de l'implant .Il supporte mieux les micromouvements que l'os lamellaire mature mais il n'a pas la capacité de résister à une charge fonctionnelle.

II.3.1.3.2. Os lamellaire

C'est le principal tissu de support de charge du squelette adulte. Il est le composant prédominant de l'os mature cortical et trabéculaire. Son renouvellement est relativement lent (<10 µm / j). Sa matrice est hautement organisée et très minéralisée.

II.3.1.3.3. Os composite

C'est un os lamellaire déposé dans une matrice ostéoïde. Pendant la cicatrisation, il croît rapidement un treillage poreux d'os spongieux très vascularisé le long des surfaces périostée et endostée. L'espace périvasculaire se remplit alors de lamelles de haute qualité, créant un os réactif capable de supporter la charge[145] et de se compacter avec formation d'ostéones primaires.

La compaction lamellaire de cet os composite est un pas important vers la stabilisation implantaire lors du processus d'ostéointegration[142].

II.3.1.4. Classifications macrostructurale et fonctionnalité

II.3.1.4.1. Os cortical

C'est un tissu squelettique compact composé principalement d'os lamellaire qui s'organise en unité fonctionnelle appelée « ostéoton » ou « système de havers « définit par les éléments suivants :

- Des lamelles osseuses organisées concentriquement autour de l'élément suivant.
- Un canal central contenant les éléments de vascularisation et d'innervation, appelé : canal de HAVERS.

Des canaux latéraux reliant les canaux de havers entre eux : canaux de VOLKMANN. Le renouvellement tissulaire, lent mais constant, se réalise à partir des surfaces périoste et endostée .Sa rigidité et sa résistance lui permettent de participer à la stabilité primaire de l'implant.

II.3.1.4.2. Os trabéculaire

C'est un tissu squelettique de faible densité. Les travées sont composées d'os lamellaire avasculaire, l'apport vasculaire provenant de la moelle adjacente. Sa masse est relativement faible mais particulièrement efficace en résistance à la compression. L'orientation des trabécules s'effectue toujours selon certaines directions bien organisées à des fins architecturales mécaniques et fonctionnelles. Selon WISSMER (1927) cité par GASPARD :
« *sur le trajet et dans la direction des lignes d'efforts (pression et traction), les ostéoblastes excités par la fonction construisent les travées de la spongieuse, tandis qu'ailleurs les ostéoclastes détruisent les parties osseuses inactives* ».

La résistance de l'os trabéculaire dépend alors de :
- l'épaisseur des trabéculations
- leur orientation
- leur interconnection

Son renouvellement est rapide et constant à partir de la surface endostée avec une possibilité de réorientation des trabéculations.

II.3.1.4.3. Le périoste

Il forme une interface conjonctive vivante et réactive recouvrant l'os cortical .Elle se compose de deux couches cellulaires

- ▸ Interne cellulaire, ostéogénique et richement vascularisée.
- ▸ Externe fibreuse, de laquelle partent des faisceaux de fibres dites « fibres de Sharpey » traversant la couche interne pour s'ancrer dans l'os cortical lamellaire.

Lorsqu'il est altéré la couche ostéogénique est détruite et l'apport sanguin sous-jacent est compromis. Mais son rôle ne se limite pas qu'à la croissance osseuse, son rôle vis-à-vis de la muqueuse et de la gencive attachée est tout aussi important ce qui s'illustre par l'observation des rétractions tissulaires après l'exécution de lambeau de pleine épaisseur[143].

II.3.1.4.4. L'endoste

Il est constitué d'une couche de cellules ostéoprogénitrices, qui tapisse les travées osseuses au niveau des parois des cavités médullaires, au contact du tissu spongieux trabéculaire ou du tissu compact haversien. Soixante-dix à 80% de l'interface os/tissu mou se trouve à a surface endostée. Il joue un rôle de filtre et régule les échanges entre les espaces médullaires et l'os trabéculaire.

II.3.1.5. L'adaptation physiologique de l'os

L'os est en remaniement constant, ce qui permet son renouvellement tout au long de la vie. Le cycle de remodelage est réalisé par des ostéoblastes et des ostéoclastes selon un principe de couplage apposition-résorbtion. Il est sous la dépendance de facteurs généraux hormonaux, et de facteurs locaux. Dans des conditions physiologiques, la séquence de remaniement est toujours la même : activation, résorption, inversion, formation d'une durée de 4 mois environ : 87 à 100 jours pour l'os cortical et 200 jours pour l'os trabéculaire[74].

A. Phase d'activation :

Cette phase de préparation à la résorption, débute par le recrutement des ostéoblastes et des précurseurs mononuclées des ostéoclastes d'origine hématopoïétique, sous l'action de facteurs généraux (parathormone, dérivés de vitamine D3) et locaux (moelle osseuse, facteurs mécaniques, cytokines).Ces précurseurs, une fois sur le site de résorption, fusionnent pour donner des ostéoclastes multi-nucléés inactifs.

B. Phase de résorption :

Au cours de cette phase, l'ostéoclaste résorbe l'os ancien (jusqu'à 50 micromètre par jour), en creusant une lacune de HOWSHIP selon 2 étapes :
- Préparation de l'adhésion ostéoclastique par activation et résorbtion de la bordure ostéoïde par les cellules bordantes et les ostéoblastes.
- Dissolution minérale sous l'action de pompes à protons et d'enzymes lysosomiales libérées au sein d'une lacune de résorbtion délimitée par la zone d'adhésion ou « sealing zone ».

C. Phase d'inversion :

Sous l'action de facteurs de régulation, la résorbtion s'arrête et un phénomène d'inversion se produit, caractérisé histologiquement par la présence d'une ligne d'inversion, ou ligne cémentante, qui résulte d'un dépôt au niveau de la lacune de résorbtion désertée par l'ostéoclaste d'une couche dense de substance fondamentale granuleuse, riche en glycosaminoglycanes.

D. Phase de formation :

Au cours de cette phase les ostéoblastes secrètent la matrice ostéoïde qui se minéralise par fixation phosphocalcique après une période de maturation de 10j correspondant à la disparition des protéines non collagéniques solubles, suivie de celle des phospholipides acides et d'une perte d'eau.

Le front de minéralisation se propage englobant certains ostéoblastes qui deviennent alors des ostéocytes. Ces derniers dans l'os cortical sont disposés de manière concentrique autour d'un paquet vasculo-nerveux et forment un système haversien ou ostéone.

Cette phase est 5 à 7 fois plus rapide pour l'os spongieux que cortical.

II.3.1.6. La cicatrisation osseuse

Le système squelettique a un fort potentiel régénérateur, ce qui n'est pas le cas pour tous les tissus. Seulement 5 à 10 % des fractures ne cicatrisent pas ou mal. Ce phénomène de cicatrisation se déroule en 4 phases qui se chevauchent :

A. Formation du procal :

Constitution en 6 à 8 heures par hémorragie d'une masse de sang coagulé ou hématome suivi de, nécrose des cellules osseuses et périostiques paralésionelles, envahissement cellulaire inflammatoire de l'hématome par des phagocytes (polynucléaires neutrophiles, macrophages..)élimination des tissus traumatisés par ces derniers comme par les ostéoclastes, infiltration des capillaires sanguins dans l'hématome, le transformât en tissu de granulation appelé « procal ». Cette phase dure environ 4 jours.

B. Formation du cal fibrocartilagineux :

Envahissement par des cellules ostéogènes du périoste, de l'endoste et de la moelle ainsi que par des fibroblastes périostiques. Synthèse de collagène par des fibroblastes permettant de relier les 2 extrémités et de la lésion

Transformation des cellules ostéogènes en chondroblastes dans les parties avasculaires éloignées du site lésionnel Production de fibrocartilage: le procal se transforme alors en cal « mou » ou cal fibrocartilagineux. Il faut préciser qu'un cal se définit comme une néoformation de tissu qui relie les extrémités osseuses de la fracture. La partie entre les deux segments se nomme « cal central » et la partie faisant saillie à l'extérieur de la lésion « cal saignant ».

Ce processus dure environ 3 semaines.

C. Formation du cal osseux :

À l'intérieur du site lésionnel et plus particulièrement dans les zones paravasculaires, les cellules ostéogènes se transforment en ostéoblastes et commencent à produire des travées d'os spongieux. Celles-ci joignent les portions vivantes et mortes des fragments osseux initiaux. Le fibrocartilage se convertit alors en tissu osseux spongieux. Le cal est appelé « cal dur » ou « cal osseux ».

Cette phase dure jusqu'à la 8ème ou 12ème semaine.

D. Le remaniement osseux :

Le remaniement du cal est la dernière étape de la réparation d'une fracture. Les fragments nécrosés disparaissent graduellement par résorbtion ostéoclastique. L'os spongieux néoformé est remplacé par de l'os compact autour du foyer de fracture. La réparation proprement dite est alors achevée, le site concerné revient dans le cadre de l'adaptation physiologique des tissus squelettiques.

La complète compréhension des mécanismes de biorégulation du processus de cicatrisation osseuse représente la base pré requise en vue du succès du traitement chirurgical.

II.3.2. L'intégration implantaire

II.3.2.1. Définition des concepts

II.3.2.1.1. L'ostéoinduction

Ce terme signifie que des cellules primitives, indifférenciées et pluripotentes sont stimulées pour développer la lignée cellulaire impliquée dans la formation osseuse.

Une définition proposée est : «le processus par lequel l'ostéogenèse est induite[189] ».

En plus des cellules osseuses l'os et les tissus adjacents contiennent de nombreuses cellules moins différenciées. Celles ci sont d'une importance extrême pour la cicatrisation propre de l'os et l ancrage de l'implant, à partir du moment où elles peuvent être recrutées pour former des cellules ostéoprogénitrices et avec le temps se différencier en cellules différenciées.

Avec le stimulus adéquat une cellule mésenchymateuse indifférenciée peut être transformée en préostéoblaste, processus qui constitue l'induction osseuse.

Les recherches modernes sur ce phénomène se sont développées depuis les expérimentations d'URIST dans le milieu des années 1960. L'os déminéralisé était alors utilisé comme agent ostéoinducteur. Plus tard URIST et al isolaient une glycoprotéine soluble appelée Bone Morphogenic Protein (BMP) comme agent inducteur appartenant à la famille Transforming Growth Factor (TGF), facteur de croissance. Depuis 15 différentes BMPs ont été isolées parmi lesquelles BMP GRH2 et BMP.7 semblent être particulièrement intéressantes.

Les BMP sont naturellement libérées en réponse à un traumatisme ou à un remodelage osseux et sont les seuls agents inductifs connus[103].

Cependant, les stimuli physiques comme le stress ou de types électriques appliquées ont été observés comme influençant directement l'ostéoinduction[15, 35, 57].

L'ostéoinduction, c'est à dire le recrutement des cellules immatures et leur stimulation pour leur développement en ostéoblastes, est un mécanisme biologique basique qui se présente régulièrement dans la cicatrisation de fracture et dans l'incorporation implantaire.

Même si des ostéoblastes, existants avant la lésion, peuvent aider à former de l'os nouveau, il est généralement admis que ces cellules ne contribuent que dans de moindre proportion à la formation osseuse nécessaire à la cicatrisation de la fracture[74, 75].

En accord avec FROST, l'os la moelle et les tissus lésés n'attendent pas pour répondre. La lésion libère des messagers locaux biochimiques et biophysiques qui aident les cellules à répondre et qui les guident dans leur réponse vers :

- la différenciation
- l'organisation
- la division cellulaire.

L'ostéoinduction constitue donc la phase initiale de la réponse cicatricielle en démarrant immédiatement et en maintenant une activité importante, pendant la 1ere semaine et continue jusqu'à la formation du cal osseux.

II.3.2.1.2. L'ostéoconduction

Ce terme signifie que l'os croit sur une surface. Wilson-Hench[189] a suggéré que l'ostéoconduction est le processus par lequel la croissance osseuse suit de manière conforme la surface du matériau. Cette croissance dépend de l'action des cellules différenciées préexistantes ou ostéoinduites.

Dans la pratique, l'ostéoconduction dépend en grande partie de l'ostéoinduction. En cela deux points essentiels subsistent

- La présence de facteur de croissance osseuse
- La présence d'une vascularisation propre, d'ou la présence de facteurs de croissance angiogéniques

Dans le cas des implants, la conduction n'est pas seulement dépendante des conditions de réparation osseuse, mais aussi du biomatériau utilisé. Elle n'est possible que pour certains selon Cooper et Silver[6] dont principalement le titane commercialement pur ou l'alliage Titane Aluminium Vanadium.

II.3.2.1.3. Implication de ces concepts

Ostéoinduction, ostéoconduction et ostéointegration sont liés mais pas identiques.
En effet l'ostéointegration initiale dépend de l'ostéoinduction puis de l'ostéoconduction sous l'effet de facteurs biologiques, physiques et de la réponse de l'hôte vis à vis du matériau implantaire.

II.3.2.2. Processus biologiques d'établissements de l'interface os-implant

Malgré tout le soin apporté à la préparation du site à implanter, une zone de nécrose périphérique apparaîtra inévitablement autour de n'importe quel déficit osseux crée chirurgicalement[117]. La largeur de la zone nécrosée dépendra essentiellement :

- de la chaleur dégagée par la friction lors de l'acte chirurgical
- de la zone anatomique visée (degré de vascularisation..).

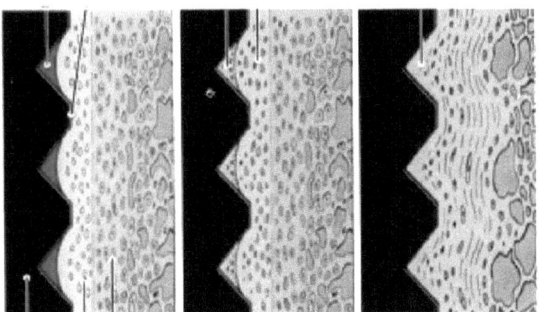

Figure 1. Physiologie de la cicatrisation osseuse selon Bränemark[29].
La figure de gauche montre la situation immédiatement après la pose de l'implant (hématome entre les spires, zone osseuse endommagée par nécrose). La figure au centre montre les phénomènes ayant lieu durant la phase de cicatrisation à l'abri des contraintes (l'hématome devient de l'os et la zone d'os endommagé guéri). La figure de droite montre la situation à la in de la période de cicatrisation osseuse

En principe l'os peut répondre de trois manières différentes face à cette nécrose :
- formation d'un tissu fibreux (traumatisme sévère)
- persistance d'un os mort, donnant un séquestre osseux, sans aucun phénomène de réparation (revascularisation impossible)
- formation d'un nouvel os après cicatrisation.

Les conditions pour la réalisation de cette dernière selon sont :
- 1. la présence de cellules appropriées
- 2. la nutrition appropriée de ces cellules
- 3. le stimulus approprié pour la réparation osseuse.

Ainsi l'établissement d'une interface os-implant conforme au concept d'ostéointegration se déroule en 4 étapes :

a. La phase inflammatoire : 0 à 2 semaines post-opératoires :

. De 0 à 2h : constitution d'un coagulum contenant : érythrocytes, polynucléaires neutrophiles, macrophages, un réseau de fibrine issue du plasma exsudé des vaisseaux du bord de la lésion.

. De 2 à 10 h : envahissement granulocytaire avec émission de prolongement cytoplasmiques et mobilité cellulaire.

. De 3 à 5 j : envahissement érythrocytaire réalisant une circulation ouverte et formation d'un réseau granulocytaire avec invagination capillaire.

. De 5 à 7 j : envahissement par des capillaires néoformés à paroi fine réalisant une circulation fermée. Le coagulum devient alors un tissu conjonctif de granulation caractérisé par :

- des cellules fibroblastiques
- des structures vasculaires

À noter que selon le type de surface implantaire[17], il apparaît à ce stade et au niveau des zones contiguës au titane des paquets cellulaires denses dans un stroma fibrillaire.

. Quelques cellules inflammatoires

. Des ostéoclastes au niveau de la surface osseuse de la lésion

. À 7 j la matrice conjonctive présente des aires d'os immature nouvellement formé. La présence d'os, à ce stade se manifeste autour des unités vasculaires et au contact de l'implant (variable selon le type de surface) avec des trabécules bordées d'ostéoblastes et contenant des ostéocytes.

. De 7 j à 2 semaines :

→ Formation osseuse intense d'os immature partant de la surface osseuse lésée vers la surface implantaire

→ Phénomène de remodelage continu avec apposition /résorbtion au niveau des zones d'os responsables de la stabilité primaire (os lésé en contact avec la surface implantaire).

b. **Phase de réparation et de formation du cal osseux primaire :**

- De 2 à 4 semaines : la cicatrisation est marquée par la formation osseuse continue toujours du bord de la lésion vers l'implant. L'os nouvellement formé est de type primaire spongieux avec de nombreuses structures vasculaires et de nombreuses cellules fibroblastiques. Il correspond souvent à une combinaison d'os immature, fibreux et lamellaire. Le remodelage durant cette période est donc intense.

- De 4 à 6 semaines : l'os combiné a rempli complètement la lésion d'où contact direct os-implant.

c. Phase de maturation du cal primaire en cal secondaire :

À partir de la 6ème semaine et jusqu' à la 18ème semaine l'os nouvellement formé est caractérisé par la présence d'ostéons primaires et secondaires. Par remaniement il se compacte.

C'est à la 18ème semaine que les premiers cycles de remodelage aboutissent. La maturation et la minéralisation secondaire perdurent pendant les 12 premiers mois jusqu'à ce que l'os ait atteint sa résistance physiologique correspondant au contexte biomécanique en présence.

d. Phase de maintenance :

Passé la première année, l'os péri-implantaire est mature. Il est alors le siège de l'adaptation physiologique qui permet son maintient dans des conditions d'équilibre.

En conclusion, le processus de formation osseuse débute très tôt durant la première semaine de cicatrisation. C'est entre cette première semaine et la 4ème semaine, que l'os lésé directement au contact de l'implant et assurant la stabilité mécanique primaire, est remplacé par un os nouvellement formé. Ainsi l'ancrage mécanique des premières semaines est progressivement remplacé par un attachement biologique suivant un processus dynamique.

II.4. Les grands principes de l'ostéointegration

Selon Zarb et Albrektsson[192] le succès clinique du traitement implantaire repose sur les critères suivants :

- un implant isolé, non relié est immobile quand il est testé cliniquement
- on ne doit pas mettre en évidence des zones radioclaires à partir de l'examen de radiographies retro alvéolaires sans distorsions.
- la perte osseuse verticale moyenne ne devrait pas excéder au total 0,2mm par an après la première année de mise en fonction.
- il ne doit pas exister e douleur ou d'inconfort persistant lié à l'implant.

- la conception de l'implant ne doit interdire la pose d'une prothèse dont l esthétique et la fonction conviennent au patient et au praticien.
- en présence des critères décrits ci-dessus, une taxe de succès de 85% à la fin d'une période d'observation de 5ans et de 80% à 10 ans sont considérées comme niveau minimum de succès.

Dans ce cadre, obtenir et maintenir la stabilité des implants sont les conditions pré requises au succès clinique et fonctionnel dans la durée, d'une prothèse implanto-portée.
On différencie en ce sens 2 notions :
- la stabilité primaire obtenue au terme de la phase chirurgicale. C'est une notion mécanique.
- la stabilité secondaire obtenue et maintenue durant la phase fonctionnelle. C'est une notion biologique.

II.4.1. La stabilité primaire

II.4.1.1. Définition

Selon Speissl (1989), la stabilité implantaire se définit comme *« l'absence de mouvement entre l'implant et l'os »*. Brunski l'a ensuite défini par une *« amplitude de micromouvement inférieure à 100 micromètre au niveau de l'interface os-implant »*, considérant que c'est ce qui compte le plus dans le développement d'une interface minéralisée vis-à-vis d'une interface non minéralisée.
C'est donc une notion mécanique caractérisée parle degré de mobilité de l'implant une fois sa mise en place réalisée. Elle est sous-tendue par le type de contact et la friction existants entre la surface implantaire et l'os préparé.
Ce dernier étant voué à se nécroser dans les semaines suivantes, cette stabilité primaire, diminue au profit de la stabilité secondaire. Elle constitue donc un phénomène éphémère qui n'a pour but que de « réduire les efforts subis par le cal osseux permettant l'établissement d'un environnement favorable à la régénération » (Gardner et coll., 1997).

II.4.1.2. Les facteurs influençant

Obtenue au moment de la pose, elle dépend des facteurs suivants[116]: densité osseuse, technique chirurgicale employée et configuration du système implantaire.

II.4.1.2.1. La densité osseuse

Les différences de stabilité primaire entre des implants sont liés aux caractéristiques de l'os du site implantaire, notamment de la connectivité de l'os trabéculaire et de la quantité d'os cortical (l'engagement des spires implantaires dans de l'os résistant et compact augmente sa capacité à supporter les charges).

Le taux de succès des implants dentaires dépend du volume osseux et de sa qualité[101].

Plus ces caractéristiques s'amenuisent, plus la stabilité primaire est difficile à obtenir.

L'évaluation de la densité osseuse est donc un paramètre essentiel dans l'étude pré-implantaire afin d'optimiser cette stabilité primaire en adaptant le protocole de forage.

Classification :

Plusieurs classifications en fonction de la densité et de la quantité de l'os rencontrés existent, mais celle la plus citée est sans aucun doute celle de Lekholm et Zarb[101].

En 1985 Lekholm et Zarb ont proposé une classification en fonction de la quantité (A, B, C, D, E) et de la qualité (I, II, III, IV) du tissu osseux des maxillaires[101].

Concernant la densité osseuse, 4 types ont été décrits

- ▸ Os type I : os dense compact et homogène
- ▸ Os type II : os composé d'une épaisse corticale entourant un os trabéculaire dense
- ▸ Os type III : os composé d'une fine corticale entourant un os trabéculaire dense
- ▸ Os type IV : os composé d'une fine corticale entourant un os trabéculaire lâche

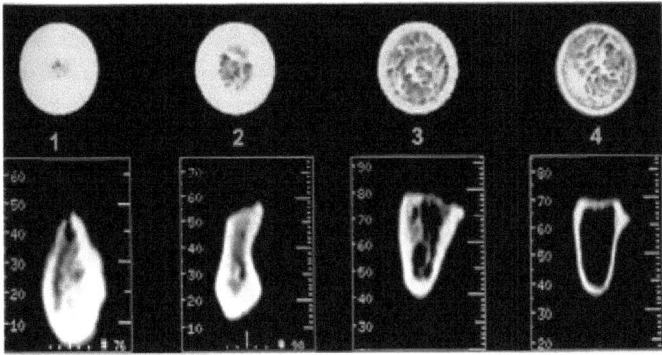

Figure 2. Types de densités osseuses rencontrées, de I à IV, opposant une résistance décroissante au forage[101]

Concernant la morphologie résiduelle osseuse, 5 catégories ont été décrites :

- A : crête alvéolaire intacte
- B : crête alvéolaire présentant une résorbtion modérée
- C : crête alvéolaire entièrement résorbée
- D : début de résorbtion de l'os basal
- E : résorbtion sévère de l'os basal

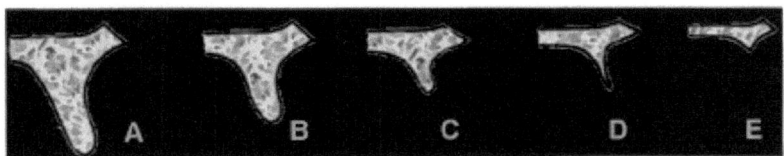

Figure 3. Morphologies rencontrées en fonction de la quantité d'os (de A à E)[101]

En s'appuyant sur cette classification, une cartographie des densités osseuses a été établie en fonction de la zone considérée des maxillaires supérieur et inférieur[182].

II.4.1.2.2.La technique chirurgicale (séquence de forage) :

Les conditions de préparation du site osseux receveur ont une influence sur sa cicatrisation. Une technique chirurgicale rigoureuse est nécessaire pour obtenir une réponse correcte de l'os[2, 22].

Il semble que le principal facteur de perturbation de la cicatrisation correcte de l'os soit la chaleur dégagée par les instruments rotatifs lors de la préparation du site osseux receveur. Une étude de Eriksson et coll. (1983) apporte de nombreux éclaircissements sur ce point avec les effets à court terme, puis à long terme d'une élévation de température au sein de l'os.

Les résultats montrent que la température à ne pas dépasser est de 47°C pendant une minute pour obtenir un remodelage osseux normal au contact de l'implant. Une température supérieure entraînera un arrêt permanent de la circulation sanguine, donc une zone nécrotique qui ne montrera aucun signe de réparation après 100 jours.

Pour éviter le chauffage excessif des instruments, il faut utiliser des instruments ayant une efficacité de coupe optimale (forets neufs et régulièrement débarrassé des débris accumulés pendant l'acte), avec une vitesse de rotation basse et adaptée au diamètre, sous irrigation constante de sérum physiologique[5].

Lors de la phase chirurgicale le praticien peut être amené à adapter la séquence de foret de diamètre croissant en fonction de la densité osseuse rencontrée. Le diamètre du forage doit permettre une optimisation de la stabilité implantaire initiale. Les forces de friction au niveau de l'interface implant-os doivent être suffisantes pour minimiser les micromouvements néfastes à la cicatrisation du site. Cependant une pression trop importante au niveau du tissu osseux entraîne sa dégénérescence par écrasement des vaisseaux sanguins et des fibres de collagènes chassant les cellules et la substance fondamentale[95].

L'adaptation de la séquence de forage, en fonction de la densité osseuse est le principal paramètre sur lequel le praticien ait un contrôle. Cette adaptation suppose que la densité osseuse doit être évaluée.

A. Moyens d'évaluation préopératoire :

La radiographie est le seul moyen utilisé en pratique quotidienne permettant une évaluation de la densité osseuse. Les clichés radiographiques standard (rétro alvéolaire, téléradiographie et orthopantommogramme) ne permettent pas d'apprécier les différences subtiles de densité. Les examens tomodensitométriques (Scannora Dentascanner...), qui restent aujourd'hui encore les examens de référence, permettent d'apprécier la densité osseuse. Ces clichés tridimensionnels sont composés d'un certain nombre d'unités élémentaires (voxels), à chacun desquels est attribué un niveau de gris (unité Housnfield, HU) qui dépend de la densité. Des logiciels d'aide à l'interprétation et à la planification (Simplant*, Surgicase, dental pc ...) permettent ainsi d'évaluer la densité osseuse au niveau du site à implanter.

B. Moyens d'évaluation peropératoire :

C'est durant la phase chirurgicale de forage que l'opérateur va réellement apprécier la densité osseuse au niveau du site. C'est lors du passage des premiers forets de la séquence que le chirurgien va déterminer, sur sa propre échelle de densité, l'épaisseur de la corticale (fraise boule) et la résistance au forage de l'os trabéculaire (foret de 2 mm). L'évaluation de la densité, grâce au sens tactile de l'opérateur est une notion subjective difficile à rationaliser et où l'expérience de l'opérateur prend toute son importance. De plus, au niveau d'un même forage, différentes densités osseuses peuvent être rencontrées. La valeur de l'évaluation de la densité osseuse par l'opérateur varie selon les études. pour certains auteurs, cette appréciation de la densité osseuse n'est vraiment fiable que pour les valeurs extrêmes de la densité[181] alors que pour d'autre, il existe une corrélation forte entre les valeurs cliniques, recueillies par des opérateurs différents et les valeurs tomodensitométriques[161].

II.4.1.2.3. La configuration du système implantaire

Comme nous le verrons pour la stabilité secondaire, la configuration de l'implant prend une place importante dans la stabilisation primaire su système et cela au sens mécanique du terme. En effet ce sont la forme de l'implant et son état de surface qui permettent, outre une meilleure réponse biologique et une meilleure distribution des forces occlusales, une potentialisation des forces à l'origine de la stabilité primaire.

II.4.1.2.3.1. Le dessin implantaire

A. Le diamètre de l'implant :

De nos jours la majorité des systèmes implantaires sont commercialisés avec différents types de diamètre d'implants. Ils peuvent être regrouper en implants de diamètre étroit (inférieur ou égal à 3,4 mm) standard (3,75 à 4 mm) et large (supérieur ou égal à 4 mm). Leur principe d'utilisation est d'adapter l'implant :
. Au volume osseux disponible pour l'obtention d'une stabilité primaire optimale
. Au profil d'émergence désiré en vue d'une esthétique satisfaisante.

Ivanoff et coll.[90] (1997) ont démontrés qu'il existait une relation entre le diamètre implantaire et le couple de retrait. Le dévissage des implants larges nécessite un couple plus élevé de même que leur stabilité initiale est augmentée. Cela s'illustre par une surface d'ancrage supérieure (tab 1).

DIAMÈTRE IMPLANTAIRE	LONGUEUR IMPLANTAIRE	SURFACE D'ANCRAGE IMPLANTAIRE
3,75mm	10mm	157mm²
3,75mm	13mm	210mm²
5,0mm	10mm	194mm²
5,0mm	13mm	257mm²
6,0mm	10mm	243mm²
6,0mm	13mm	323mm²

Figure 4. Relation entre diamètre implantaire et surface d'ancrage implantaire[90]

Ces caractéristiques pourraient par conséquent indiquer un meilleur comportement clinique des implants de gros diamètre. Cependant un rapport négatif entre la survie de l'implant et son diamètre a été trouvé dans des études rétrospectives. La raison probable de ces échecs est que la plupart de ces implants larges étaient courts et le plus souvent utilisés dans des situations où les implants standards ne pouvaient être placés avec une stabilité suffisante.

B. La longueur de l'implant :

La longueur de l'implant est un paramètre essentiel intervenant dans la surface développée de l'implant et donc dans la stabilité primaire. Une étude sur les éléments finis[136] montre que la distribution des contraintes occlusales à l'os environnant se déroule dans les premiers millimètres autour du col de l'implant. La longueur de l'implant n'aurait alors pas d'importance. Cependant, cette étude théorique n'est validée qu'une fois l'implant ostéointegré. La stabilité primaire de l'implant est fonction de la surface de l'implant de nombreuses études montrent un taux d'échec important avec des implants courts. C est pourquoi la plupart des études concernant la mise en fonction immédiate utilisent des implants d'une longueur supérieure ou égal à 10mm[46, 175].

L'augmentation de la longueur de l'implant ne sera efficace que pour la recherche de deux objectifs :
> . ancrage bicortical
> . surface ostéointégrable maximale

C. Le type de filetage :

Le filetage est utilisé pour augmenter le contact os-implant[167], permettre la stabilité initiale[75, 71], augmenter la surface de l'implant et dissiper le stress interfacial[32, 162].

Les caractéristiques géométriques des spires sont des paramètres qui déterminent la surface fonctionnelle présente et la distribution de la charge biomécanique de l'implant[167].

L'épaisseur et l'angle de face des spires déterminent la forme de celles-ci qui peuvent être en « v », carré ou contrefort renversé[167, 180].

Récemment certains fabricants ont introduits le concept de double spire ou triple spire sur des implants de formes coniques, avec lesquels l'insertion semble plus rapide, générant moins de chaleur et permettant une stabilité accrue (couple d'insertion plus élevé). Ils sont indiqués principalement pour les os de faible densité[27].

D. Cas particuliers de design implantaires :

Dans cette partie nous donnerons une liste, non exhaustive d'implants pour certains particuliers, pouvant plus être considérée comme certains exemples assez révélateurs de ce qui peut être fait pour augmenter la stabilité initiale des implants pour faire de la mise en charge immédiate.

1. Le Nobel Groovy :

Il s'agit d'un implant à filetage rainuré.

Comme l'os se développe plus rapidement à l'intérieur des rainures, l'intégration des implants Groovy est accélérée par rapport aux implants sans rainure et ils sont indiqués dans tous les cas où une mise en charge immédiate et précoce est appliquée.

En présence d'os de faible densité, il est préférable d'utiliser des implants Groovy plutôt que des implants sans rainure[49].

Croissance osseuse essentiellement dans les rainures, comparativement aux autres parties de l'implant

Amélioration des propriétés ostéoconductrices des rainures et effet de guide sur les cellules responsables de l'ostéosynthèse

Augmentation de 30 % de la stabilité grâce au verrouillage mécanique créé par la formation d'os dans les rainures

→ **Des rainures sur tous les implants Nobel**

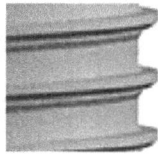

Des rainures sont désormais présentes sur les filetages de tous les implants Nobel et sur les cols, là où cela s'avérait nécessaire.

→ **Présence de rainures également sur le col**

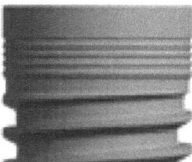

Puisque les études montrent que l'os tend à se fixer sur les rainures, Nobel a étendu l'application de ces rainures au col des implants les plus récents, de façon à :
- Augmenter leur surface
- Augmenter la zone de contact entre l'os et l'implant

2. L'implant Secure et l'implant Diagnose de Pierrisnard[136] :

Dans son étude Pierrisnard[136] évalue par la méthode des éléments finis l'influence de la morphologie de 3 implants sur les micromouvements, les contraintes de cisaillement au niveau cervical et la distribution du stress après mise en charge.

Trois types d'implants (cylindre classique = témoin, cylindre stabilisé par 2 clavettes, cylindre à expansion apicale) sont placés dans des fragments mandibulaires.

Les paramètres étudiés sont la géométrie de l'implant, la qualité de l'os et la direction de la force occlusale.

L'implant Secure® a toutes les caractéristiques d'un implant conventionnel cylindrique en termes de géométrie, d'état de surface (microbille / mordancé) et d'études histomorphométriques comparées. Sa particularité tient dans la mise en place de clavettes qui par leur ancrage bicortical, sont susceptibles d'immobiliser l'implant de façon immédiate

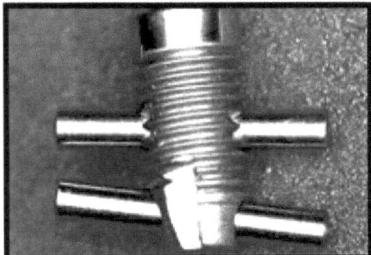 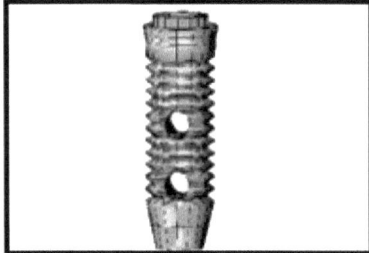

Figure 5- Implants Secure® de Pierrisnard[136].

L'implant Diagnose® est un implant semblable à un implant vis classique, mais dont l'apex présente des pieds pouvant s'écarter sus l'action d'une vis d'expansion qui fait remonter un noyau dans l'implant. L'expansion apicale a pour but d'assurer une fixation biomécanique rigide immédiate avec l'os.

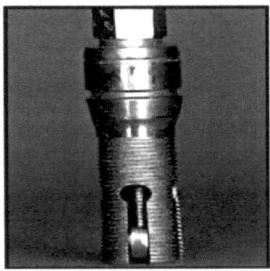 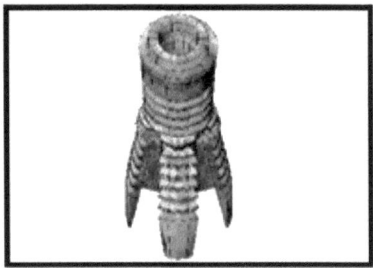

Figure 6- Implants Diagnose® de Pierrisnard[136].

Cet article n'aborde pas le protocole chirurgical, seul l'aspect strictement mécanique du problème est évoqué.
L'objectif de cette étude est d'évaluer, par rapport à l'implant cylindrique classique, l'influence de deux solutions implantaires, un implant à clavettes bicorticales et un implant à expansion apicale, sur le contrôle des micromouvements (assimilables aux déplacements immédiats) et l'intensité et la distribution des contraintes après une mise en charge occlusale[136].

▶ Quelle que soit l'orientation de la charge, la stabilité initiale de l'implant claveté est significativement supérieure à celle d'autres implants étudiés. La stabilité initiale de l'implant à expansion apicale est supérieure à celle de l'implant cylindrique, mais la différence est peu significative et uniquement sous charge axiale.

▶ Quelle que soit la configuration implantaire, les contraintes les plus intenses sont relevées lorsque la charge est horizontale, la charge sollicitant l'implant doit être orientée, dans la mesure du possible selon son grand axe.

▶ Les configurations étudiées ont une influence très significative sur la distribution et l'intensité des contraintes cervicales de cisaillement (assimilables aux contraintes de Von mises). Pour l'implant cylindrique, les contraintes sont concentrées dans la zone cervicale. Pour l'implant à expansion apicale, la distribution est régulière du collet à l'apex. Pour l'implant à clavettes, les contraintes cervicales sont moins intenses ; les contraintes sont concentrées autour des clavettes.

Bien que l'étude soit intéressante par son protocole, l'application clinique de l'implant claveté suscite beaucoup d'interrogations[136].
L'intérêt clinique de l'implant claveté semble être l'utilisation dans les procès alvéolaires minces (peu d'os de part et d'autre de l'implant) ou les os de type IV[101] ; or l'étude montre un stress maximal au niveau des clavettes, donc un risque de résorption rapide à ce niveau.

3. L'implant Osseotite XP du système 3I :

Les innovations techniques du système 3I introduisent de nouveaux diamètres et dessins implantaires pour permettre la mise en charge immédiate et la prévisibilité prothétique.

En 1998 un dessin implantaire tronconique est proposé (implant Osseotite XP). Ce dessin implantaire a :

> . un diamètre apical étroit (2,6 mm)
> . un corps de 4 mm de diamètre et,
> . un col de 5 mm.

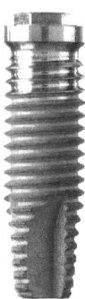

Figure 7. Implant Osseotite (3I) [93].

La plate-forme et les trois premières spires de l'implant sont lisses, et le reste de l'implant est rugueux.

Ce dessin original existe aussi pour les implants de petit diamètre (corps de 3,25 mm et col de 4,1 mm) et de large diamètre (corps de 5 mm et col de 6 mm).

Dans de nombreuses situation cliniques, cette morphologie présente des avantages chirurgical et prothétique[99]:

> D'un point de vue chirurgical, un col large permet d'optimiser la stabilité primaire de l'implant tout en répondant aux impératifs prothétiques (profil d'émergence). En présence d'une concavité en vestibulaire d'un site édenté, le bon choix du diamètre du corps implantaire évite la gestion de spires exposées ou la réalisation d'une reconstruction osseuse. La morphologie évasée cervicale de l'implant XP optimise l'ancrage mécanique primaire dans la corticale crestale, élément fondamental de la mise en charge immédiate.

- D'un point de vue prothétique, le col large de l'implant diminue les facteurs de risques biomécaniques grâce à une surface d'assise prothétique augmentée (fracture de vis et dévissage des composants prothétiques) et esthétique (profil d'émergence). Cet implant permet d'appliquer le concept du profil d'émergence. Le but de ce concept est d'adapter le diamètre implantaire à l'anatomie de la future dent prothétique en choisissant judicieusement le diamètre du corps, du col de l'implant et du pilier prothétique. Ce nouvel implant permet un évasement progressif des différents composants implantaires. Dans les secteurs postérieurs, le col XP (de 5 à 6 mm) limite les reconstructions prothétiques avec des embrasures en porte-à-faux.

4. Les diskimplant de Scortecci :

Notons ici l'originalité de morphologie des Diskimplants, à insertion latérale par des disques, élaborés par Gérard Scortecci[158].

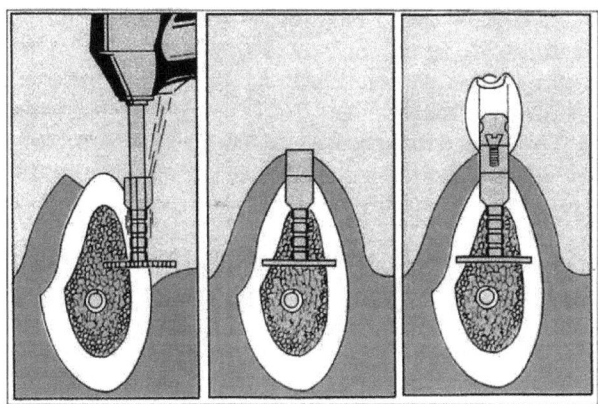

Figure 8. Mise en place d'un diskimplant de vestibulaire en lingual[158].

Ils sont formés de disques horizontaux réunis par un cylindre central fin.
Les troubles de l'irrigation dus à la présence d'un volume trop important de matériau inséré sont pour ainsi dire exclus par l'insertion des implants disc qui sont extrêmement fins et, bien que cylindriques, présent seulement le squelette virtuel au strict nécessaire, d'un cylindre.
L'inconvénient est qu'il existe un gros risque de fragilité mécanique entre les disques et les cylindres.

Le métabolisme de l'os doit également être préservé lors de la mise en place des implants. L'os doit continuer à bénéficier de l'apport nutritif qui lui parvient des tissus environnants et de l'alimentation par la circulation sanguine.

Le refoulement de l'irrigation des tissus provoque un manque d'oxygène et des restrictions des fonctions cellulaires. Cependant, le corps fin de l'implant disc ne modifie pas les structures osseuses naturelles dans la même mesure que les gros implants cylindriques. Les réactions de destructions de l'os crêstal environnant l'implant sont donc rares, voire inexistantes.

II.4.1.2.3.2. L'état de surface implantaire

a. Surface lisse :

Wennerberg et coll[187, 188] ont suggéré que la surface implantaire n'est pas réellement lisse mais se définit en 3 catégories de rugosité :

- Minimale (0,5 à 1 micromètre)
- Intermédiaire (1 à 2 micromètres)
- Rugueuse proprement dite (2à 3 micromètres)

Cependant, dans la majorité des rapports de littérature, basés sur la valeur moyenne des rugosités de surface ou indice « Sa » (surface average roughness), les surfaces avec un $Sa \leq 1$ µm sont considérés comme lisses, les autres comme rugueuses.

le titane commercialement pur usiné a une surface lisse avec une valeur Sa comprise entre 0,53 et 0,96 µm[185, 188] selon le protocole d'usinage, le type de matériau, la forme, et l'affûtage des outils de coupe . Des lignes circonférentielles parallèles de 0,1 µm de profondeur et de largeur, perpendiculaires au grand axe de l'implant, sont régulièrement trouvées sur les surfaces usinées. La topographie de surface peut permettre l'orientation et le guidage des mouvements des cellules spécifiques types. Elle a aussi la capacité d'influencer directement sur la forme et la fonction des cellules[30, 45].

b. Surface rugueuse :

Ce type de surface se caractérise dans la littérature par la « valeur de rugosité de surface » ou « Ra » (surface Roughness area value).

Il existe principalement 4 méthodes de modification de l'état de surface que sont :
- Le recouvrement par un projetât plasmatique : c'est la méthode la plus utilisé actuellement elle permet d 'obtenir une surface implantaire recouverte d'une couche de titane (Ra de 1,82 μm) ou d'hydroxyapatite[185] (Ra de 1,59 à 2,94 μm).
- Le recouvrement par un projetât de particules de diamètres variables est aussi une méthode fréquemment utilisée pour altérer les surfaces. Dans cette approche la surface implantaire est bombardée avec des particules d'oxyde d'aluminium (Al2O3) ou de titane (TiO2), ce qui, par abrasion produit des puits et des dépressions irrégulières.
- Le mordançage chimique par trempage de l'implant dans un bain d'acide (HCL.H2SO4 pour la surface OSSEOTITE) qui érode sa surface créant des puits de forme et de dimensions spécifiques. La valeur de rugosité Ra est de 1,3 μm[39].
- Le sablage, introduit récemment qui associé au mordançage acide produit un état de surface d'aspect cratéiforme avec un Ra de 2,0 μm[39].

c. Surface poreuse :
Les surfaces poreuses sont le produit de la fusion de particules sphériques en métal ou en céramique avec le corps de l'implant.
Elles sont caractérisées par (Piliar 1998)[139]:

.   la taille des pores
.   leur forme qui ne semble pas influencer le résultat
.   leur volume qui doit permettre d'obtenir une croissance osseuse sans pour autant fragiliser la cohésion du revêtement[84].
.   leur profondeur qui paraît être optimale entre 150 et 300 μm en vue d'une croissance et d'un contact maximum[20, 86].

d. Effets sur la stabilité primaire :
Selon les auteurs[135, 152], la modification de l'état de surface ne semble pas accroître la stabilité initiale proprement dite par rapport à une surface usinée. En revanche, elle permettrait de maintenir cette stabilité primaire à un haut niveau durant l'établissement, par les processus biologiques, de la stabilité secondaire lors des phases initiales de cicatrisation. Mais la encore, il est à noter que la stabilité secondaire à l'issue de la phase de cicatrisation n'est pas significativement différente par rapport aux implants usinés.
Il reste donc à démontrer cliniquement si les implants a surface modifiée produiront une intégration de haute qualité plus rapide qu'avec des implants usinés. Si tel est le cas, la durée du temps de cicatrisation pourra également être raccourcie pour l'os de faible densité.

II.4.1.3. Mesure de la stabilité primaire

La méthode la plus simple est de relier la stabilité primaire au torque maximale appliqué afin d'obtenir l'assise finale de l'implant. Des valeurs de 20 à 50 N.cm sont mentionnées dans la littérature.

Plus la valeur est élevée, plus l'implant est stable, mais des couples d'insertion supérieurs à 50Ncm sont préjudiciables à l'ostéointegration. Des compressions trop importantes du tissu osseux entraînent une nécrose des cellules osseuses ce qui empêche l'ostéointegration.

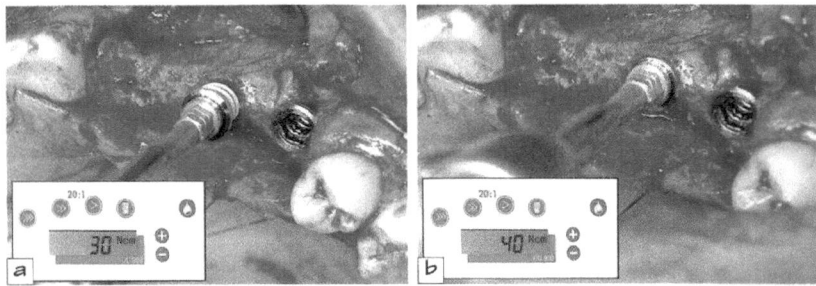

Figure 9. Détermination de la stabilité primaire à l'aide du torque d'insertion[56] :
a. Pose de l'implant avec un torque prédéterminé de 30 N.cm.
Le moteur est bloqué au cours du vissage de l'implant
b. Assise finale de l'implant :
Le torque prédéterminé est à présent de 40 N.cm. Il permet de visser l'implant jusqu'à son assise finale.

II.4.1.3.1.Evaluation clinique

Historiquement, le premier test évoqué dans la littérature pour tester la stabilité d'un implant endo-osseux est le test de percussion. Il consiste à évaluer le son renvoyé par la percussion de l'implant avec un manche de miroir[191]. Un son clair est synonyme d'ostéointegration, et un son mat ou étouffé est synonyme d'interposition fibreuse et d'échec. Cependant, l'interprétation de la fréquence et la clarté du son émis sont très subjectifs.

II.4.1.3.2.Evaluation expérimentale

❖ Le « torque test » :

Le test en torsion a été étudié par Bränemark et coll. in vivo chez le rat[25]. Les résultats montrent une augmentation de la résistance à la torsion qui débute après 4 semaines de cicatrisation jusqu'à 16 semaines post-opératoires. Les évaluations histologiques à 4, 8 et 16 semaines montrent une corrélation entre la résistance à la torsion et le pourcentage de tissu osseux néoformé en contact avec l'implant.

❖ Le « reverse torque » :

Sullivan propose de tester l'ostéointegration en appliquant un couple de dévissage[168] à l'implant de 20 N.cm. Le dévissage de l'implant est synonyme d'échec. Les implants survivants sont considérés comme viables. Ce test non quantitatif est heureusement resté à l'état expérimental, étant donné son caractère destructeur.

❖ Le « removal torque » :

Dans le même esprit, Johannson et Albrektsonn ont étudié le removal torque, c'est à dire l'énergie nécessaire à la rupture de la liaison os-implant[94]. L'énergie requise augmente dans le temps et est corrélée avec le pourcentage de contact entre le tissu osseux et l'implant. Cependant l'application de couple de torsion sur des implants entraine, au niveau de l'interface os-implant, des déformations plastiques irréversibles[94].

II.4.1.3.3.Evaluation électronique quantitative :

➢ Le Periotest:

Cet appareil a été développé à l'origine pour évaluer la mobilité parodontale des dents naturelles[157].Son usage a été ensuite détourné pour évaluer la stabilité des implants endo-osseux. Ce système se compose d'une pièce à main contenant un percuteur travaillant en translation qui va heurter l'implant 16 fois en 4 secondes. Un récepteur sensitif, à l'extrémité du percuteur, mesure le temps entre le contact initial et le retour de l'implant. Plus le différentiel de temps est faible, plus la stabilité est grande. Il mesure ainsi la réaction des tissus péri-implantaires à l'impact d'une charge définie, et quantifie la mobilité de l'implant sous forme de valeurs PTV (Periotest value). Cependant les valeurs obtenues avec ce système sont peu reproductibles, en raison du nombre important de variables dont elles dépendent (angulation de la pièce à main, longueur du plier implantaire, distance entre la pièce à main et l'implant). Pour de nombreux auteurs, le Periotest (Periotest, Siemens, Allemagne) n'est pas assez sensible pour enregistrer les changements mineurs au niveau de l'interface os-implant[54, 55].

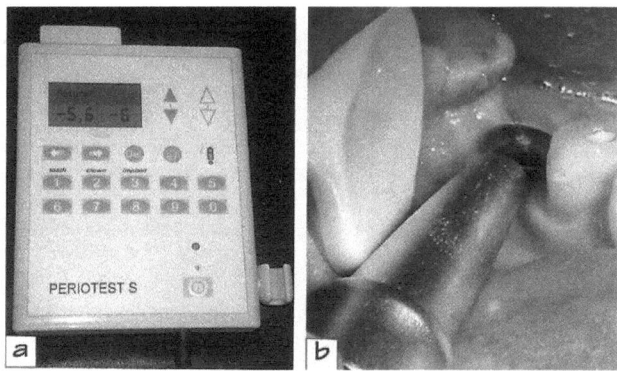

Figure 10. Détermination de la stabilité à l'aide du Periotest[56]:
a. Appareil donnant la valeur du Periotest. La mesure arbitraire varie entre – 8 et + 50, elle est ici de -6.
b. Marteau du Periotest heurtant un implant. Le marteau doit être perpendiculaire à l'axe de l'implant au ras de la gencive.

> L'analyse par fréquence de résonance :

La mesure de la stabilité implantaire, grâce à l'analyse par fréquence de résonance (AFR) est issue des travaux de Meredith. Actuellement l'appareil est commercialisé par la société Osstel (Osstel ; Integration Diagnostic Co, Goteborg, Suède). Ce test clinique non invasif permet de mesurer la stabilité de l'implant lorsqu'il est soumis à des forces de flexion. Le système se compose d'un transducteur vissé manuellement sur l'implant, ou sur le pilier prothétique et relié de manière filaire ou infrarouge à une base permettant le traitement des données.

L'excitation électronique du transducteur produit une micro-contrainte en flexion, comparable à l'application d'une force latérale sur l'implant puis à la mesure du déplacement engendré. Les données enregistrées sont transmises à la base qui les traduit sous forme d'une valeur ISQ (Implant Stability Quotient) comprise entre 1 et 100, et d'une courbe définie en abscisse par la fréquence émise et en ordonnée par l'amplitude de résonance.

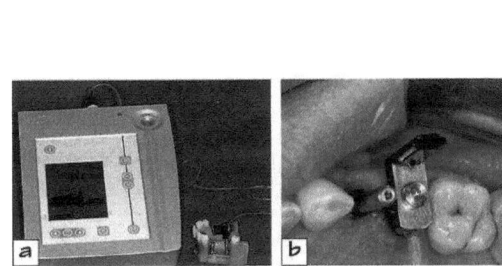
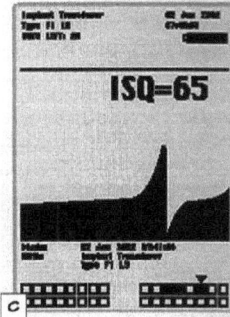

Figure 11. Détermination de la stabilité à l'aide de l'Osstell[56] :
a. L'Osstell. L'appareil est composé d'un générateur de fréquence, d'un fil et d'un connecteur.
b. Lame vibrante fixée dans un implant.
c. Lecture de la valeur QSI

La valeur seule des QSI ne suffit pas, la forme du spectre doit aussi être bien dessinée.

La valeur ISQ n'est valide que lorsque la courbe présente une allure « monopic ». Contrairement au système précédent, l'AFR permet des mesures reproductibles capables d'enregistrer des variations infimes dans l'évolution de l'interface os-implant. Ainsi, on peut observer une évolution de la stabilité de l'implant dans le temps, durant les phases de cicatrisation osseuse. On a constaté que la stabilité évoluait vers une asymptote, c'est à dire un niveau de stabilité moyen et ce quel que soit la densité osseuse[72]. D'autre part, lors de la mesure de la stabilité primaire, l'analyse des données montre qu'il existe une corrélation entre la densité osseuse et la valeur ISQ obtenue[72].

II.4.2. La stabilité secondaire

Elle est définie par Sennerby[160] comme la « stabilité primaire qui est renforcée par la reformation osseuse, le remodelage et la maturation à l'interface implantaire».

L'os au contact de l'implant va progressivement être résorbé, puis remplacé secondairement par un nouveau tissu osseux vivant au contact de l'implant. Ainsi la liaison mécanique initiale créée par des zones de contact et de friction entre la surface implantaire et l'os dur va disparaître au profit d'une liaison biologique dynamique. La pérennité à long terme de la stabilité implantaire fait appel à une liaison biologique dynamique entre un corps étranger et les tissus environnants[17].

Le bon déroulement du processus biologique de cicatrisation conduisant à cette stabilité secondaire est sous l'influence de facteurs, essentiellement biomécaniques, indispensables à connaître pour pérenniser cette stabilité à long terme.

II.4.2.1. Rôle des facteurs mécaniques dans la maturation structurale osseuse

L'os est un tissu qui change de forme, de masse et de structure interne sous l'effet d'une charge. Les mécanismes de l'adaptation fonctionnelle du tissu osseux ont été découverts depuis plus d'un siècle par J.Wolff[190]. La loi de Wolff affirme que, sous l'effet d'un stimulus mécanique, l'os peut changer sa configuration externe mais également interne dans l'organisation et l'orientation des trabécules, dans un but d'adaptation fonctionnelle.

Les acteurs de ce remodelage induit sont :

. D'une part, les cellules du tissu osseux qui vont réguler l'orientation, la masse et les propriétés physiques de la matrice extracellulaire en fonction du stimuli mécanique fonctionnel[190]. Selon la théorie de l'adaptation cellulaire de TURNER[183], la structure et la masse osseuse se stabilisent dans un nouvel état d'équilibre une fois que les cellules se sont adaptées au contexte mécanique, ces dernières ayant la capacité d'appréhender leur environnement physique et biologique.

. D'autre part le type de charge dynamique appliquée, la charge statique, n'ayant que peu ou pas d'effet sur l'os[97, 183]. Une charge dynamique, dans les limites physiologiques, permet une augmentation de la masse osseuse et induit une activité ostéogénique. A contrario, l'absence de stimuli fonctionnels entraîne une diminution de sa masse. Les caractéristiques de la contrainte appliquée conditionnent également la réponse du tissu osseux. Une intensité modérée, une fréquence[153] (15 à 30 Hz) et une durée d'application de la charge brève[124] ont un effet ostéogénique.

II.4.2.2. Rôle des macro et microstructures de l'implant

En assurant une distribution adaptée des contraintes fonctionnelles au tissu osseux environnant et à l'interface os-implant, la géométrie de l'implant (forme et filetage) joue un rôle important dans l'établissement et le maintien de la stabilité secondaire.

L'état de surface implantaire est un des 6 facteurs décrits par Albrektsson et coll.[2] qui influencent directement la cicatrisation osseuse au niveau du site implantaire, et par conséquent la stabilité secondaire. Ainsi, les interactions entre les cellules osseuses et l'implant sont sous l'influence de la microarchitecture de surface, en contrôlant la concentration de stress au niveau de l'interface[102]. Les surfaces rugueuses entraînent une meilleure diffusion des contraintes occlusales et permettent la synthèse de facteurs biologiques qui améliorent la réponse tissulaire au niveau de cette interface os-implant.

II.4.2.2. Effets des micromouvements

C'est entre la première semaine et la 4ème semaine, que l'os lésé directement au contact de l'implant remplacé par un os nouvellement formé[17]. Ce processus biologique est conditionné par la stabilité mécanique primaire de l'implant dans l'os.

La stabilité de l'implant ne signifie pas l'absence de contrainte mécanique, mais un contrôle raisonné des forces transmises afin de limiter les micromouvements au niveau de l'interface os-implant.

Il existe un seuil critique au delà duquel les micromouvements, générés par la fonction, entraînent une encapsulation fibreuse au lieu d'une ostéo-integration. Ce seuil se situe suivant les auteurs entre 50 et 150 μm[34, 171]. L'amplitude de ces micromouvements est fonction des forces transmises à l'implant mais également de sa stabilité initiale. Ces micromouvements sont nocifs pour le processus d'ostéo-integration, et ce d'autant plus que cette mise en charge est immédiate ou précoce[31, 100].

III. Historique et définitions des types de mise en fonction

III.1. Historique des types de mise en fonction

L'histoire de l'implantologie a principalement été marquée par les travaux de Bränemark. On peut distinguer trois périodes distinctes, une période avant Bränemark, une période pendant Bränemark et une période après Bränemark. A chaque époque correspondent des concepts différents. Avant Bränemark, la technique de mise en place des implants, n'était pas encore codifiée. A cette époque, les implants étaient mis en fonction immédiatement, le concept prévalant consistait à mimer la dent naturelle. Le but était de recréer autour de l'implant un tissu fibreux analogue au ligament parodontal, capable d'amortir des chocs[104]. Ce concept était à l'origine de nombreux échecs: la présence de tout tissu fibreux péri-implantaire est synonyme d'échec. En effet le ligament parodontal est un tissu hautement différencié, avec des fibres perpendiculaires à l'axe de la racine, richement innervé et vascularisé. Le tissu fibreux péri-implantaire est un tissu indifférencié dont les fibres sont parallèles à la surface implantaire[122]. De plus, il est faiblement innervé et vascularisé[122].

L'ère de l'ostéointegration commence quand Bränemark et son équipe émettent une hypothèse allant à l'encontre des théories admises par la majorité des cliniciens de l'époque. Cette nouvelle approche soutient que l'interposition fibreuse est une réponse osseuse délétère. Ils affirment que la pérennité de l'interface passe au contraire par un contact direct entre l'os et l'implant, sans interposition d'aucun autre tissu[21]. Des expériences in vivo chez l'animal et des travaux cliniques à long terme confirment cette hypothèse et mènent au concept d'ostéointegration[24].

En 1977, Bränemark et son équipe publient la première étude clinique systématique en implantologie[22], il apparaît alors une codification de préceptes. Elle rend compte du devenir de tous les implants placés dans le cadre de l'étude. Les taux de succès y sont nettement plus élevés que dans les études précédentes. Durant les deux décennies suivantes, une multitude d'études cliniques sont publiées dont la plupart font état de taux d'ostéointegration élevés, variant entre 95 et 100%.

La période après Bränemark s'ouvre quand la communauté scientifique prend conscience que la mise en charge immédiate n'engendre pas, en tant que telle, d'interposition fibreuse et l'échec en implantologie. On réalise alors que c'est l'excès de micromouvements à l'interface os-implant qui est responsable de l'échec de l'ostéointegration[138, 171]. Quand ces micromouvements peuvent être maintenus en deçà de cette limite, il n'y a pas d'effet délétère propre à la mise en charge immédiate[112, 170].

Les protocoles cliniques d'implantologie évoluèrent en fonction des périodes. Les protocoles de la période pré-Bränemarkienne se caractérisent par une mise en charge immédiate le jour de la pose afin, pensait-on à l'époque, de stimuler la réponse osseuse péri-implantaire[104] les implants les plus courants sont des lames en titane ou en alliage de titane, la stabilité primaire est difficile à assurer[171].

Les protocoles de la période Bränemarkienne se caractérisent par un enfouissement des implants et la nécessité de différer la mise en charge durant une période de 3 à 8 mois[22, 24]. Cette approche se démarque clairement des protocoles de la période antérieure. De nombreuses études sont publiées elles font état de taux de succès élevés.

Les protocoles de la période post-Bränemarkienne se caractérisent par la non systématisation des principes de mise en charge différée, c'est à dire que dans certains cas les implants sont mis en charge immédiatement (en général dans les 48 à 72h). Les implants candidats à une mise en charge immédiate doivent atteindre une stabilité primaire satisfaisante[171]. La solidarisation des implants est appliquée de manière courante afin d'augmenter la résistance aux micromouvements. Des protocoles opératoires et prothétiques spécifiques sont développés[73, 155].

Les travaux de Bränemark suggérèrent de strictes recommandations qui servirent de paradigmes en implantologie[24]. Elles furent émises afin d'obtenir des résultats cliniques prévisibles. Ces recommandations étaient d'autant plus restrictives et rigoureuses que l'enjeu était d'installer durablement l'implantologie dans la discipline odontologique.

Ces paradigmes sont les suivants :

- Utilisation d'un matériau compatible, le titane en l'occurrence
- Mise en nourrice des implants (protocole en 2 temps chirurgicaux)
- Délai de mise en charge différé de 3.8 mois au moins
- Forage atraumatique de l'os (faible vitesse de rotation)
- Réalisation d'une incision de la gencive décalée dans le vestibule
- Chirurgie en conditions aseptiques, similaires au bloc opératoire
- Utilisation d'instruments en titane (pinces, haricots)
- Radiographies contre indiquées durant la phase de cicatrisation
- Matériel prothétique acrylique recommandé

Seuls l'utilisation d'un matériau biocompatible et le forage atraumatique de l'os sont encore d'actualité, les autres sont aujourd'hui obsolètes.

La nécessité de pratiquer deux temps chirurgicaux fut d'abord réexaminée. Dès le milieu des années 70, Schroeder[156] et l'école suisse montrèrent que la mise en nourrice ne constituait pas une condition indispensable à l'obtention de l'ostéo-integration. Les échecs étaient plus liés au contrôle des micromouvements qu'à la mise en charge immédiate ou précoce des implants. Durant la période Brånemarkienne, il était accepté que tout forage osseux menait inévitablement à une nécrose osseuse de la zone péri-implantaire[2, 4, 24, 29]. Un temps de réparation osseuse était jugé indispensable au remodelage de l'os nécrosé. Il devait permettre le remplacement de l'os nécrosé et son renforcement au niveau biomécanique afin de pouvoir supporter les contraintes des charges occlusales. Aujourd'hui, il a été montré que cette nécrose osseuse n'est pas systématique[115, 184]. Cela implique que l'introduction d'une période de latence avant de soumettre l'os à des contraintes n'est pas indispensable.

Les concepts de la mise en charge immédiate :

Après avoir cru que la cicatrisation osseuse exigeait une absence absolue de contraintes, on a observé que :

- L'absence absolue de contraintes à l'interface os-implant n'était pas favorable à l'activité ostéogénique[87, 153]
- Des micro-mouvements trop élevés à l'interface os implant inhibaient l'ostéogenèse[112, 164, 41].

Le premier concept qui a permis de penser des protocoles de mise en charge immédiate fut la mise en évidence de l'existence d'un seuil de tolérance aux micro-mouvements[164, 171]. En deçà de ce seuil, la réparation osseuse est possible, au delà de ce seuil, la réparation osseuse est perturbée.

On distingue alors les micro-mouvements tolérés et les micro-mouvements délétères.

Le seuil de tolérance aux micro-mouvements est fonction de l'état de surface[41, 112, 170], de la nature de l'os, de la stratégie chirurgicale et du design implantaire.

Il semblerait que la présence de micro mouvements trop amples empêche les cellules souches de se différencier dans la lignée ostéoblastique et les détourne vers la lignée fibroblastique[36]. De plus, les macro-mouvements induisent une résorption du tissu osseux puis son remplacement par du tissu fibreux[41].

Ainsi pour obtenir une ostéo-integration en présence de contraintes exercées durant la période de cicatrisation osseuse, il suffit de maintenir l'amplitude des micromouvements en deçà du seuil de tolérance.

III.2. Définitions des types de mise en fonction

Dans la littérature actuelle, la terminologie concernant la mise en charge immédiate des implants est utilisée de façon ambiguë. Il est pourtant important de définir si le temps écoulé entre la mise en place des implants et leur mise en charge autorise la qualification d'immédiate ou de préciser dans quelles circonstances sont exercées les charges. Les classifications sont nombreuses et propres à chaque auteur sans véritable consensus.

III.2.1. Définitions en fonction du temps écoulé entre la mise en place des implants et leur mise en charge

➢ Mise en fonction immédiate :

Pour certains auteurs[50, 76], la mise en place d'une prothèse fonctionnelle dans les 48 heures suivant l'insertion des implants est considérée comme mise en charge immédiate. Martinez et Davarpannah[114] parlent également de mise en fonction immédiate lors de la mise en fonction le jour même de la prothèse d'usage.

Bermot[18] résume le concept de mise en fonction immédiate comme un protocole où la prothèse est réalisée et mise en fonction jusqu'à 72h après la chirurgie (pose extemporanée ou quelques jours plus tard de la prothèse supra-implantaire).

Pour Payne et coll[133], la mise en charge immédiate concerne les implants mis en charge entre 1 et 7 j après la chirurgie. En ce qui concerne les restaurations unitaires ou de petite étendue, il s'agit le plus souvent de prothèses provisoires implanto-portées qui sont positionnées sans contact occlusaux le jour de la chirurgie (quelques heures après). On parlera de mise en situation esthétique ou mise en temporisation immédiate[109, 110].

➢ Mise en fonction différée :

A l'opposé la mise en charge différée consiste à mettre en fonction une prothèse sur implant après une période de cicatrisation variant de trois à six mois. Friberg[72] distingue même la notion de la mise en fonction retardée lorsque le délai de mise en fonction est volontairement augmenté dans le cadre d'os de faible densité ou d'os greffé.

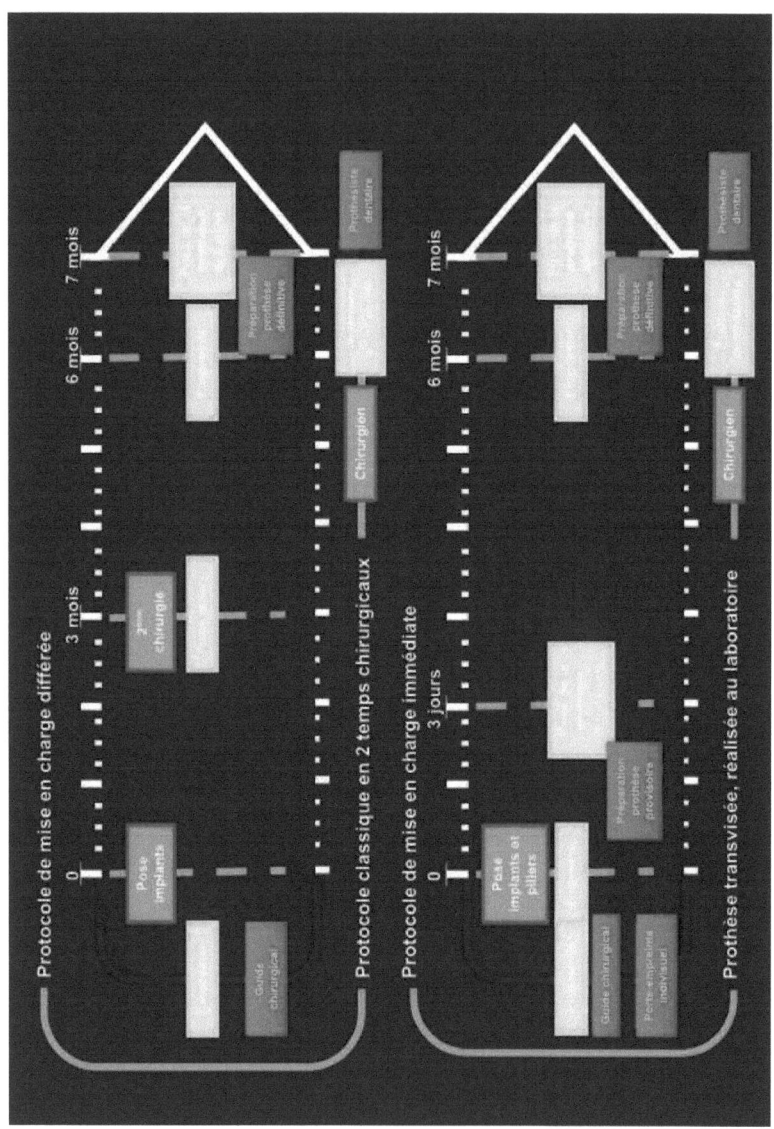

Figure 12. Chronologie des interventions dans le traitement d'une mandibule édentée[56].

Les moments d'intervention de chaque acteur sont soulignés par une couleur différente, rouge pour le chirurgien ou l'étape chirurgicale, jaune pour le praticien-prothésiste ou l'étape prothétique, bleu pour le laboratoire de prothèse.

Mise en fonction précoce ou rapide :
Entre ces deux périodes, on trouve des nuances subtiles de mise en charge comme la mise en charge précoce ou rapide. Cette notion implique un délai plus important de cicatrisation osseuse mais qui reste cependant inférieur aux délais impartis dictés par les protocoles conventionnels de mise en charge différée. Ainsi pour Payne et col, la mise en charge précoce qualifie une mise en fonction de la prothèse d'usage dans un délai de 20 à 28 j après la pose des implants[132]. Ganeles et Wismeijer[76] parlent de mise en charge précoce lorsque le délai de mise en fonction de la prothèse est supérieur à 48 heures.

➢ Mise en fonction progressive :
Payne et coll[132] distinguent également une mise en charge progressive quand les matériaux de rebasage souples sont interposés entre les piliers implantaires et la prothèse posée le jour de l'intervention.

III.2.2. Définitions en fonction des charges exercées sur les implants

En 1977, Tardieu et Missika présentent une classification des mises en charges immédiates selon le type de mise en charge[174]

- Type I : mise en charge évolutive :
Les implants sont mis en charge le jour de la pose par l'intermédiaire d'une prothèse adjointe complète supra implantaire dont l'intrados est rebasé avec de la résine molle. Apres cicatrisation (4 à 6 mois), les piliers de cicatrisation classiques sont remplacés par des systèmes de rétention.

- Type II : mise en charge dans des zones d'édentation intercalées :
Les implants sont mis en charge le jour de la pose par l'intermédiaire d'un bridge provisoire en résine auto polymérisable, sans aucun soutien dentaire ou muqueux. Selon les auteurs, la résine permet un transfert amorti des forces.

- Type III : mise en charge mixte :
La mise en charge immédiate par l'intermédiaire d'un bridge provisoire en résine concerne simultanément des dents naturelles et des implants dont la stabilité initiale est jugée satisfaisante. La prothèse en résine amortit les forces, et les dents aident à supporter la charge occlusale.

- Type IV : mise en charge complète :

  La mise en charge est réalisée par l'intermédiaire de bridges complets, provisoires en résine restaurant toute une arcade dès la mise en place des implants.

  Dans le secteur antérieur, on parle de mise en esthétique immédiate sans aucune fonction.

Szmukler.Moncler et coll. Proposent de classer les différentes situations cliniques de la manière suivante[171] :

- Mode implants enfouis:

  Les implants sont installés selon le protocole défini par Brãnemark. Lors du premier temps chirurgical, les implants sont mis en place puis recouverts par la gencive pendant trois à six mois. Un deuxième temps chirurgical est nécessaire pour désenfouir les implants ostéointégrés. Une nourriture dure est interdite.

- Mode implants non enfouis:

  Les implants sont mis en place en un seul temps chirurgical. Ils effleurent ou affleurent de 2 ou 3 mm le niveau gingival. Une nourriture dure est interdite.

- Mode mise en charge émergente:

  Les implants sont installés en un seul temps chirurgical. Ils émergent de plus de 3mm au dessus du niveau gingival. Les forces sont exercées sur les implants par les lèvres, les joues, la langue. Une nourriture dure est interdite.

- Mode mise en charge partielle:

  Les implants sont installés en un temps chirurgical. Ils émergent de plus de 3mm au dessus du niveau gingival. Des forces sont exercées sur les implants postérieurs lors de la mastication.

- Mode mise en charge fonctionnelle:

  Des reconstitutions coronaires sont immédiatement installées sur les implants (unitaires ou reliées par l'intermédiaire d'un bridge). Les prothèses ne sont pas en occlusion. Des forces sont exercées sur les implants lors de la mastication.

- Mode mise en charge occlusale :

  Des reconstitutions coronaires sont immédiatement installées su les implants (unitaires ou reliés par l'intermédiaire d'un bridge), en occlusion. Des forces sont exercées sur les implants lors des contacts occlusaux et de la mastication[171].

Malheureusement, ces propositions de classification ne sont pas consensuelles et ne permettent pas d'employer un vocabulaire rigoureux commun.
Deux aspects majeurs ne sont pas clairement résolus :

. Le terme « immédiat » est –il encore valable quand la mise en charge est effectuée quelques jours après l'installation des implants, et le cas échéant pendant combien de jours ?

. Peut-on parler de mise en charge quand les prothèses implanto-portées ne sont pas en occlusion ?

IV. Etat de la question sur les mises en fonction immédiate en implantologie orale

Le but de ce travail est de faire le point sur la mise en fonction immédiate des implants. Pour cela une recherche sur Medline a été réalisée en se limitant aux 10 dernières années. Seules les études cliniques réalisées ou les Méta-analyses ont été retenues. Les mots clefs de cette recherche ont été définis en fonction de plusieurs thèmes :
- Mise en charge immédiate et histologie
- Mise en charge immédiate et type de réhabilitation
- Mise en charge immédiate et maxillaire considéré
- Mise en charge immédiate et implant
- Mise en charge immédiate et état général
- Mise en charge immédiate et occlusion

IV.1. Mise en fonction immédiate et histologie

IV.1.1. Etudes sur l'animal :

Piatelli en 1998 compare la mise en fonction immédiate et la mise en fonction différée chez le singe. Il met en place 48 implants au maxillaire et à la mandibule postérieure. Vingt-quatre implants seront mis en fonction immédiatement (3jours) et les 24 implants restant ne seront pas mis en fonction. Neuf mois plus tard, l'étude histologique montrera des degrés de contact os-implant de 67,3% pour les implants mis en fonction immédiatement et de 73,2% pour les implants mis en fonction immédiatement à la mandibule. Les implants non mis en fonction montreront des taux de contact os-implant de 54,5% au maxillaire et de 55,8% à la mandibule.

Ghanavati[80] en 2006 a réalisé une étude sur les mandibules de 48 chiens divisés en trois sous groupes en fonction du moment de la mise en fonction à 48h, 1 semaine, pas de mise en fonction). Au bout de trois mois les chiens sont sacrifiés et une étude histologique est réalisée. L'auteur ne trouve pas de différence statistiquement significative de contact os-implant dans les trois groupes (p>0,05) bien que ce soit le groupe où les implants n'ont pas été mis en fonction qui ait le degré de contact os-implant le plus important et celui ou les implants ont été mis en fonction 48 h après la pose, le plus faible. D'après cet auteur toujours le moment de la mise en fonction ne semble pas affecté non plus la composition de l'os néoformé.

Moon[120] en 2007 a réalisé une étude histologique chez le chien dont voici les étapes:

- Extraction des 3 prémolaires et 2 molaires mandibulaires gauche.
- Trois semaines plus tard extraction des mêmes dents coté droit.
- Douze semaines plus tard mise en place de 5 implants du coté gauche.
- Trois semaines plus tard mise en place de 5 implants du coté droit et mise en fonction de 4 implants coté droit et 4 implants coté gauche.
- Seize semaines plus tard analyse histologique.

Les degrés de formation osseuse seront respectivement **75%** ; **73, 37%** ; **62, 04%** pour les implants mis en fonction précocement, ceux mis en fonction immédiatement et le groupe contrôle sans mis en fonction.

L'auteur nous signale que les deux implants du groupe contrôle sont les deux implants les plus antérieurs et que la cicatrisation osseuse intervient plus rapidement dans de l'os spongieux que dans de l'os trabéculaire. Or au niveau antérieur l'os spongieux est moins fréquent[182] ce qui expliquerait peut être ces résultats.

Neugebauer[123] en 2006 observe un degré plus important de formation osseuse et de remodelage osseux pour des implants mis en fonction immédiatement par rapport à des implant non mis en fonction. Il observe aussi la prévalence de fibre de collagène orienté perpendiculairement dans l'os entourant les implants mis en fonction immédiatement.

IV.1.2. Etudes sur l'homme

Romanos[149] dans son étude de 2005 sur l'homme met en fonction immédiatement 29 implants de surfaces et design différents. Puis il a étudié l'interface os-implant de ses implants mis en fonction immédiatement pendant une période allant de 2 à 10mois. Il trouve des taux importants de contact os-implant (66,8% plus ou moins 8,9%) ce qui montre que l'on peut obtenir des taux importants de contact os-implant en mise en fonction immédiate chez l'homme.

Testori en 2001 compare la mise en fonction immédiate et différée :
En mise en fonction immédiate le taux de contact os-implant est de 64% à 2 mois et de 80% à 4 mois. Le taux de contact os-implant d'un implant en nourrice est de 39%
La majorité des auteurs trouvent des surfaces de contact os-implant supérieure en mise en fonction immédiate par rapport à la mise en fonction différée[135, 149].

CONCLUSIONS :

L'ensemble des études histologiques comparant les implants mis en fonction immédiatement et ceux mis en fonction différée tendent à montrer que la surface osseuse en contact avec l'implant est plus importante en mise en fonction immédiate.

Elles montrent aussi que les différences dans la qualité osseuse sont faibles entre l'os péri-implantaire d'implants mis en fonction immédiatement et d'implant mis en fonction différée.

IV.2. Mise en fonction immédiate et prothèse

Del Fabbro et ses coll.[64] dans leur revue de la littérature de 2006 donnent le nombre d'études réalisées et les taux de survie implantaire pour chaque type d'édentements. Cette revue de la littérature comprend **71** études, le taux de survie moyen des implants est de **96,39%.**

Etude de DEL Fabbro 2006

		Nombre d'études	Nombre patients	Nombre d'implants	Recul des études	Différence des taux de survie entre implants usinés et à surface modifiée	Taux de succès moyen
Edentement complet	Maxillaire	16	276	2157	6 mois à 5 ans	OUI	98,2%
	Mandibulaire	25	593	2693	6 mois à 8 ans	OUI	97,3%
Edentement partiel	Maxillaire antérieure	6	44	124	1 à 2 ans	NON	93,6%
	Maxillaire postérieure	5	60	180	1 à 2 ans	OUI	92,8%
	Mandibulaire postérieure	8	127	384	1 à 2 ans	OUI	94,8%
	Mandibule antérieur	4	37	105	1 à 2 ans	NON	99,0%
Edentement unitaire	Mandibule antérieur	7	55	55	1 à 2 ans	NON	96,4%
	Mandibulaire postérieur	8	114	134	6 mois à 2 ans	OUI	97,8%
	Maxillaire postérieur	4	59	72	6 mois à 2 ans	NON	93,1%
	Maxillaire antérieur	18	556	625	6 mois à 3 ans	NON	97,0%

IV.2.1. Réhabilitation unitaire

Nous avons effectué une recherche sur Medline incluant comme mots clés « immédiate loading » et « single tooth », et le résultat de cette recherche nous donne 29 études allant de 2000 à 2009. A partir de la lecture du titre et du résumé, nous avons écarté les publications qui ne sont pas en rapport avec le sujet. Après ces phases de sélection des articles il nous reste **18** articles.

Les taux de survie trouvés dans ces études sont compris entre **93,7%** et **100%**.

Sur les 18 études, 16 ont des taux de survie supérieurs à 97%, deux études ont un taux de survie inférieure à 97%.

Il faut différencier les mises en charges immédiates fonctionnelles et mises en charges immédiates non fonctionnelles. Pour les édentements unitaires beaucoup d'auteurs utilisent la mise en charge immédiate non fonctionnelle de manière à ce que ce soit les dents qui encadrent l'édentement qui supportent les contraintes occlusales.

Glauser[82] a mené une étude avec plus de recul clinique. En effet, il a étudié les résultats à 4 ans d'implants unitaires placés dans un os mou (76% des implants posés) et mis en fonction immédiatement. Ils ont traité au maxillaire 5 édentements antérieurs et 7 postérieurs et à la mandibule 8 édentements postérieurs. Les implants ont été mis en fonction le jour de la chirurgie avec des couronnes provisoires en résine.

Aucun implant n'a été perdu. Le taux de survie à 4 ans était de 100%.

Malo[109] a placé 116 implants en titane à surface usinée sur 76 patients, 74 au maxillaire et 42 à la mandibule. Soixante-trois couronnes unitaires et 24 bridges (sur 53 implants) ont été faits. 22 implants ont été placés dans des sites extractionnels sur 14 patients. Le but était d'avoir une bonne stabilité primaire et un torque d'insertion minimum de 30 N.cm avant la mise en place complète de l'implant. Les prothèses définitives ont été délivrées aux patients 6 mois après la chirurgie. 5 implants ont été perdus sur 5 patients. 3 au maxillaire et 2 à la mandibule. 4 des implants perdus étaient des implants unitaires. Le taux de succès est de 93,7% à 1 an. L'auteur nous signale que les implants perdus l'ont été avant la mise en place de la prothèse définitive et que les implants n'ont probablement jamais été intégrés. Cette étude montre que la mise en fonction immédiate d'implants Brånemark en place d'incisive ou de prémolaire au maxillaire ou à la mandibule est un concept viable.

Un des taux d'échec les plus important est obtenu dans l'étude de Donati et coll.[67] avec un taux de survie de 94,5% à un an. Les auteurs mettent ce taux important d'échec sur le compte de la préparation du site par des ostéotomes et non des forets classiques. En effet dans le premier groupe d'étude où le forage est réalisé de manière conventionnelle le taux de succès obtenu est de 98%, dans le groupe où la préparation du site est faite par des ostéotomes, le taux de survie implantaire est de 94,5%. Ces résultats s'expliquent probablement par la présence d'une faible densité osseuse (utilisation d'ostéotomes) conduisant à une faible stabilité primaire.

CONCLUSIONS :

La plupart des études sur la mise en fonction immédiate d'implants unitaires montrent des résultats[14, 37, 42, 53, 69, 82, 107] avec un taux de survie entre 98 et 100%. Ce taux est proche de celui obtenu en mise en charge différée. En effet, DEN HARTOG et coll.[65] dans leur revue de la littérature de 2008 sur les mises en fonction immédiates précoces et différées des édentements unitaires dans les zones non esthétiques, trouvent un taux de succès moyen des implants unitaires en mise en charge différée de 92,8%. Cette revue de la littérature concerne 11 études, 244 patients et 248 implants.

Les pertes osseuses marginales autour des implants unitaires sont de même amplitude que dans les approches conventionnelles.

Certaines rapportent cependant des taux de succès plus faibles[44, 69, 82, 147].

Les auteurs[69, 147] de ces études expliquent que les prothèses avaient une fonction occlusale complète ou de légers contacts occlusaux. C'est pourquoi il est souvent recommandé de ne pas établir de contacts occlusaux sur des prothèses unitaires lorsqu'elles ont été mises en fonction immédiatement après la pose des implants[113]. D'autres résultats ont montré que l'on pouvait obtenir des taux de succès importants que la prothèse soit ou non en occlusion[131, 63]. Aucune étude n'a pu clairement montrer si les implants unitaires doivent être mis en fonction avec des contacts occlusaux ou pas.

IV.2.2. Réhabilitation partielle

Nous avons effectué une recherche dans la banque de donnée Medline afin de trouver des études sur la mise en fonction immédiate de bridge dans le cadre d'édentements partiels. Plusieurs mots clés ont été utilisés : « immédiate loading of dental implant », « partially edentulous ».

La recherche électronique nous a donné **21** résultats.

- Dans l'étude de Cannizaro et Leone[42] qui ont comparé la mise en fonction immédiate et retardée dans des cas d'édentements partiels. Quatre-vingt douze implants ont été mis en place chez 28 patients et mis en fonction immédiatement, c'est le groupe test. Vingt-neuf mandibulaires et 17 maxillaires mis en fonction après que l'ostéointegration ait été confirmée cliniquement, c'est le groupe contrôle. Ces implants ont été placés dans différents secteurs des maxillaires destinés à restaurer des édentements partiels. Le taux de survie implantaire est de 100% dans le groupe test et de 97,8% dans le groupe contrôle quelque soit l'emplacement des implants. Les résultats cliniques et radiologiques de cette étude montrent qu'il n'y a pas de différence significatives entre les prothèses mises en fonction immédiatement et celles mises en fonction après l'ostéointegration chez des patients édentés partiellement.

- Degidi[59] a voulu comparer des implants avec mise en charge fonctionnelle et des implants sans mise en charge fonctionnelle. Il n'a pas observé de différence au niveau de la survie des implants en fonction de la mise en occlusion ou non des provisoires. Il n'est donc pas nécessaire de priver les provisoires de fonction occlusale à partir du moment où les implants ont une bonne stabilité primaire.

- Rocci[148] dans son étude 2003 trouve un écart des taux de succès de 10% entre des implants à surface Ti-Unit et des implants usinés restaurant un édentement partiel postérieur mandibulaire. La majorité des échecs des implants usinés sont survenus chez le fumeur ou dans un os mou mais n'ont pas de rapport direct avec le type d'édentement.

- Machtei[106] dans son étude de 2007 trouve un taux de succès de 83% pour les implants mis en fonction immédiatement et de 96% pour ceux mis en charge non fonctionnel, mais la différence n'est pas statistiquement significative (P=0,2755) en regard de la taille des deux groupes.

CONCLUSIONS :

La réhabilitation d'édentements partiels par mise en fonction immédiate d'implants présente des résultats satisfaisants.

Certains auteurs[113] préconisent une mise en charge non fonctionnelle, d'autres ne trouvent pas de différence de taux de survie implantaire entre une mise en charge fonctionnelle et non fonctionnelle[59].

Les échecs rapportés le sont toujours dans de sites à risques (gros fumeurs, os mou).

IV.2.3. Réhabilitation totale

IV.1.3.1. Réhabilitation totale mandibulaire

Nous avons recherché sur Medline avec les mots clés suivants : « immédiate loading of dental implants » et « completely edentulous ». Notre recherche nous donne **9** résultats.

Dans le cas des édentements complets mandibulaires, deux sortes de prothèses sont utilisées, des prothèses fixées et des prothèses à ancrage supra-implantaire.

Les taux de survie sont compris entre **97, 5%** et **100%**. A la mandibule les taux de succès sont souvent de 100%.

Duyck[68] nous précise que de par l'élasticité mandibulaire, il est préférable de ne pas solidariser les implants postérieurs à la prothèse complète mandibulaire. On pourra s'en servir éventuellement comme appui pour la prothèse.

IV.2.3.1.1. Réhabilitation totale mandibulaire fixe

L'implantation de la zone antérieure de la mandibule dans le cadre d'un protocole conventionnel donne des résultats prévisibles. Des études à courts et moyens termes montrent des taux de succès d'implants placés dans cette zone et mis en fonction immédiatement importants[12, 13, 26, 47, 48, 52, 58, 60, 69, 70, 72, 79, 88, 89, 91, 108, 111, 126, 128, 132, 134, 151, 166, 178] (> 90%).

IV.2.3.1.2. Réhabilitation totale mandibulaire amovible

Dans les cas où des prothèses à ancrage supra-implantaire sont utilisées, le nombre d'implant varie entre 2 et 4. Elles s'attachent sur deux systèmes différents :

- *attachements boules :* on met en place deux implants dans la partie antérieure de la mandibule avec des attachements boules. Les implants ne sont pas reliés entre eux.
- *barres :* 4 et 5 implants mis en place et sont reliés entre eux par une barre en or ou en titane.

Des études à court terme montrent des taux de succès supérieur à 90%[46, 47, 48, 79, 81, 132, 134, 147, 166, 178] à la mandibule.

Dans les mises en fonction immédiates, les attachements sont connectés dans les 5 jours qui suivent la chirurgie. Des études ont suggéré que les implants devaient être rapidement reliés par une barre pour prévenir la rotation axiale et les micromouvements des implants[46, 48, 79, 151]. Cependant d'autres études ont utilisé 2 implants qui n'ont pas été reliés pendant la première phase de cicatrisation de 2 ou 3 semaines et ont obtenu des taux de succès important[132, 134, 166, 178]. On pourrait donc penser que le fait de relier les implants n'est pas un facteur indispensable à l'ostéointegration. Une stabilité primaire importante de l'implant permet de limiter ces micromouvements. Elle est donc indispensable à la mise en fonction immédiate. C'est pourquoi des implants non reliés entre eux peuvent être mis en fonction avec des prothèses à ancrage supra-implantaire le jour même de la chirurgie. Ces études montrent également que la mise en fonction immédiate n'est pas un facteur de risque de résorbtion osseuse marginale précoce ou tardive quand on compare au protocole de mise en fonction conventionnel.

Rignon-Bret[141] a réalisé une étude de réhabilitation mandibulaire avec une barre reliant les implants, puis la même étude avec des attachements boules c'est à dire que les implants ne sont pas solidarisés. Il obtient les mêmes résultats en terme de taux de survie implantaire ce qui tend à montrer que la solidarisation des implants n'a pas un rôle certain à la mandibule. Ceci est probablement du au fait que la nature dure de l'os[182] dans la symphyse permet une stabilité primaire importante et donc diminue les micromouvements.

Selon 3 articles de consensus (Aparicio 2003 ; Cochran 2004 ; Mish 2004), l'indication la plus forte de mise en fonction immédiate est l'édentement complet mandibulaire. Des études cliniques comparatives réalisées, randomisées et contrôlées ont montré que les taux de succès et de survie d'implants mis en fonction immédiatement dans des mandibules édentées sont comparables à ceux mis en fonction de manière conventionnelle[47, 151].

IV.2.3.2. Réhabilitation totale maxillaire

Le taux de succès le moins favorable obtenu dans la mise en charge rapide (81%) est rapporté avec des prothèses complètes amovibles au maxillaire (Missika, Martinez) c'est pourquoi on réalise essentiellement des prothèses fixes au maxillaires.

La mise en fonction immédiate dans les édentements complets maxillaires est une procédure qui peut être réalisée avec succès[13, 16, 47, 60, 70, 88, 89, 111, 128]. La plupart des études traitant des édentements complets maxillaires suggèrent qu'un nombre important d'implants est nécessaire[91, 175] (8 à 12).

Cependant Olsson et ses coll.[126] ont présenté une série de 10 patients traités avec succès avec des prothèses fixées sur 6 à 8 implants. Des résultats similaires ont été présentés avec 5 à 8 implants[70].

Balshi et ses coll.[13] ont suivi le protocole du système Brånemark « Teeth in a day » pour traiter 55 cas d'édentements complets maxillaires. Pour éviter la zone sinusienne, ils ont placé des implants zygomatiques. Ces implants permettent une meilleure répartition des forces en postérieur ainsi qu'une meilleure stabilisation des prothèses. Il a été montré que le succès de la mise en fonction immédiate dans des édentements complets maxillaires ne dépend pas du moment de connexion de la prothèse[89]. Dans cette étude, Ibanez montre que les implants mis en fonction immédiatement et précocement ont autant de succès que ceux mis en fonction selon le protocole standard. Le contrôle des micromouvements est la clé pour obtenir l'ostéointegration de ces implants. Une bonne distribution antéropostérieure des implants et leur stabilisation par une prothèse rigide permet une réduction des micromouvements. La stabilité de chaque implant est évidemment capitale.

D'autres études montrent que le fait de relier les implants immédiatement après leur mise en place par une prothèse fixée est un bon moyen d'assurer leur succès[16, 60, 88, 128]. Contrairement à la mandibule, les implants maxillaires sont toujours reliés entre eux car les prothèses utilisées sont des prothèses de type bridge.

CONCLUSION :

Les taux de survie des mises en fonction immédiate d'implant unitaire sont compris entre 93,7% et 100%, ceux des réhabilitation partielle par mise en fonction immédiate sont compris entre 83% et 100%, et ceux des réhabilitation totale par mise en fonction immédiate sont compris entre 97,5% et 100%.

Les taux de survie implantaire sont donc plus importants pour les édentements complets ce qui tend à montrer que tout ce qui peut diminuer les micromouvements des implants va avoir une influence sur les taux de survie implantaire. Le fait de solidariser les implants avec une armature rigide diminue les micromouvements. Cette armature joue le rôle d'un fixateur externe et diminue les possibilités de mouvements. Dans le cas des édentements complets, le nombre d'implants est plus important et leur solidarisation va aussi jouer un rôle en diminuant la possibilité de moment de rotation. Augmenter le nombre d'implants conduit à mieux repartir les contraintes au prorata des implants.

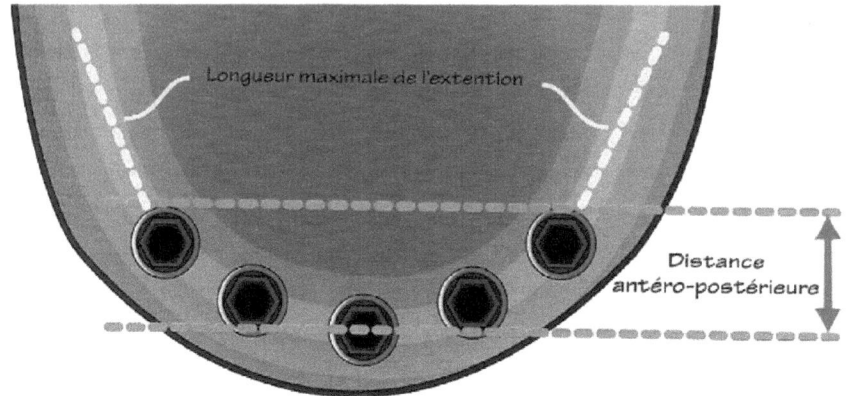

Figure 13. Règle de la distance antéropostérieure pour déterminer la longueur tolérable des extensions distales[56]

Le fait de solidariser les implants par une armature rigide réduit les moments de rotation possibles dus à la fonction, cela permet de limiter les mouvements néfastes pour l'occlusion immédiate. L'armature joue le rôle d'un fixateur externe. D'autre part, les taux de survie sont plus importants à la mandibule qu'au maxillaire, certainement à cause du type osseux[182].

IV.3. Mise en fonction immédiate et anatomie

Les zones antérieures dont nous allons parler concerneront les zones incisivo-canines, les zones postérieures concerneront les zones prémolo-molaires.

Del Fabbro et ses coll.[64] dans leur revue de la littérature de 2006 donnent le nombre d'études réalisées et les taux de survie implantaire en fonction de leur localisation.

Cette revue de la littérature comprend **71** études, le taux de survie moyen des implants est de **96,39%**.

		Nombre d'études	Nombre patients	Nombre d'implants	Recul des études	Différence des taux de survie entre implants usinés et à surface modifiée	Taux de succès moyen
Edentement complet	Maxillaire	16	276	2157	6 mois à 5 ans	OUI	98,2%
	Mandibulaire	25	593	2693	6mois à 8 ans	OUI	97,3%
Edentement partiel	Maxillaire antérieure	6	44	124	1 à 2 ans	NON	93,6%
	Maxillaire postérieure	5	60	180	1 à 2ans	OUI	92,8%
	Mandibulaire postérieure	8	127	384	1 à 2ans	OUI	94,8%
	Mandibule antérieur	4	37	105	1à 2 ans	NON	99,0%
Edentement unitaire	Mandibule antérieur	7	55	55	1à 2ans	NON	96,4%
	Mandibulaire postérieur	8	114	134	6 mois à 2ans	OUI	97,8%
	Maxillaire postérieur	4	59	72	6mois à 2 ans	NON	93,1%
	Maxillaire antérieur	18	556	625	6 mois à 3ans	NON	97,0%

Figure 14. Revue de la littérature Del Fabbro 2006[64]

En effet le type de prothèse ainsi que la qualité de l'os n 'est pas la même au maxillaire et à la mandibule[182]. Des taux de succès plus faibles mais satisfaisants sont obtenus au maxillaire.

Truhlar et coll.[182] ont déterminé dans une étude sur 2839 implants, la répartition de la qualité osseuse dans le maxillaire et la mandibule des patients receveurs. Ils ont observé les faits suivants :

.les os de type Q1 et Q4 de Lekholm et Zarb[101] se rencontrent beaucoup moins fréquemment que les os de type Q2 et Q3[101].

.la répartition des différents types de qualité osseuse au sein des maxillaires est en moyenne la suivante :

→ *Dans le secteur antérieur maxillaire :* I : 0,5% ; **II : 24% ; III : 59%** ; IV : 16%.
→ *Dans le secteur antérieur mandibulaire :* **I : 20%, II : 64%,** III : 14% ; IV : 1,8%.
→ *Dans les secteurs postérieurs maxillaires :* I : 1,5% ; **II : 23% ; III : 53% ; IV : 23%**
→ *Dans les secteurs postérieurs mandibulaires :* I : 8,8% ; **II : 56% ; III : 33%** ; IV : 2,6%.

Seong et coll.[159] en 2008 ont réalisé une étude sur des cadavres humains.

Ils ont mis en place 6 implants dans différentes zones des maxillaires et mandibules des cadavres :

.1 implant maxillaire antérieur
.1 implant mandibulaire antérieur
.1 implant maxillaire postérieur droit et 1 implant maxillaire postérieur gauche
.1 implant mandibulaire postérieur droit et un implant mandibulaire postérieur gauche.

Puis au niveau de chaque implant, ils ont mesuré la stabilité à l'aide de :
→ un analyseur de fréquence de résonance fabriqué pour l'étude
→ un Osstell®
→ un Periotest®

Toutes les mesures faites tendent à dire que la stabilité mesurée est par ordre décroissant :

Mandibule antérieure > mandibule postérieure > maxillaire antérieur > maxillaire postérieur

La différence la plus importante est au niveau du maxillaire postérieur qui présente une stabilité initiale plus faible que les autres zones.

Nous allons voir que ceci a une influence directe sur les taux de survie des implants mis en fonction immédiatement de par l'importance de la stabilité primaire dans ce type de protocole elle même liée directement à la densité osseuse[182].

IV.3.1. Maxillaire

IV.3.1.1. Antérieure

Nous avons effectué une recherche sur Medline avec les mots clés suivants « immédiate loading », « dental implants » et « anterior maxillary ». Nous obtenons 6 résultats et nous en retiendrons **3**. Les taux de succès s'approchent des **100%**.

Laviv et coll.[98] en 2009 réalise une étude sur 226 patients qui recevront des implants en place d'incisive maxillaire ou mandibulaire. Cent treize recevront des implants immédiatement après les extractions. L'autre moitié recevra des implants après cicatrisation, mais ces implants seront mis en fonction immédiatement. Le taux de survie des implants est de 96,5%. L'auteur ne trouve pas de différence significative entre les deux groupes donc les taux de survie en mise en charge immédiate dans le secteur antérieur maxillaire ou mandibulaire d'implants unitaires est comparable à celui obtenu en mise en fonction différée.

Palatella[131] en 2008 compare la mise en fonction immédiate et la mise en charge non occlusale (provisoire sans contact occlusal) après implantation immédiate. La stabilité initiale des implants est diffèrent dans le groupe ou les implants sont posés immédiatement après l'extraction et le groupe ou la cicatrisation osseuse est atteinte avant de poser les implants.
Cela n'aura pas d'influence sur la stabilité implantaire mesurée le jour de la mise en place des prothèses définitives. En effet celle ci est la même dans les deux groupes. Cela montre que la mise en charge immédiate non occlusale est un protocole sur dans la réhabilitation du secteur esthétique.

CONCLUSIONS :

Les résultats de mises en charges immédiates au maxillaire antérieur sont satisfaisants et à mettre en relation avec le faible nombre d'études. Au maxillaire antérieur on parle le plus souvent de mise en esthétique immédiate et non de mise en occlusion ou fonction immédiate bien que l'effet négatif de la mise en fonction immédiate au maxillaire antérieur n'a pas été démontré.

IV.3.1.2. Postérieure

Nous avons réalisé une recherche sur Medline avec les mots clés « immédiate loading », « dental implant » et « posterior maxillary ». En limitant la recherche comme précédemment on obtient 14 résultats et après sélection des études pertinentes et en rapport avec le sujet, il nous en reste **7**.

Les taux de survie implantaire sont compris entre **66%** et **100%**. Six études présentent un taux de survie des implants mis en place dans cette zone supérieur à 97%, mais une étude attire notre attention avec un résultat de 66% pour les implants mis en fonction immédiatement au maxillaire postérieur. Dans son étude, Glauser et coll.[81] remarquent que la zone maxillaire postérieure présente un taux d'échec anormalement important par rapport aux autres zones anatomiques qui pourrait être attribué au nombre faible de patients inclus dans l'étude. Les auteurs s'en expliquent par la constatation de taux d'échec élevé dans cette zone même avec un protocole conventionnel. Cela peut être du à une combinaison de facteurs souvent présents au maxillaire postérieur, d'après les auteurs toujours, tel que une quantité osseuse à peine suffisante, une mauvaise qualité osseuse[182] ou des forces occlusales trop fortes. Depuis la mise en fonction immédiate impose de nouveau critère avant la mise en place des implants.

Dans une étude plus récente, Ganeles et coll.[77] étudient les mises en fonction immédiates en zones postérieures maxillaires et mandibulaires. Sur les 197 implants posés et mis en fonction immédiatement 41,8% concernaient des os de type III et IV[101] (Lekholm et Zarb). Cela n'a pas empêché un taux de survie des implants de 98%.

Dans les cas d'édentements maxillaires postérieurs, le problème du sinus se pose régulièrement. C'est pourquoi il est intéressant de regarder les taux de survie en mise en fonction immédiate au maxillaire postérieur avec ou sans greffe.

IV.3.1.2.1.Maxillaire postérieur avec élévation de sinus

Sur les 7 études concernant les zones postérieures maxillaires, **2** sont associées à des élévations de sinus.

L'étude de Tawil et coll.[176] de 2001 concerne l'intérêt de la membrane de collagène associée à ce type de protocole. Vingt-neuf patients reçoivent 61 implants dans 30 sinus ayant été greffés, 29 implants dans des sinus greffé et ayant reçu une membrane de collagène, 32 implants dans des sinus greffés sans membrane. Les taux de survie implantaire seront de 78,1% sans membrane de collagène et de **93,1%** avec membrane sur une période de

22,4 mois. Ceci tend à montrer qu'il est possible d'obtenir de bons résultats en mise en fonction immédiate dans des sites greffés au maxillaire postérieure.

IV.3.1.2.2. Maxillaire postérieur sans élévation de sinus

La majorité des études de mise en fonction immédiate dans les zones maxillaires postérieures ne sont pas associées à des élévations de sinus.

Agliardi et coll.[1] nous présentent une technique chirurgicale concernant les édentés complets maxillaires et évitant les greffes sinusiennes.

Il s'agit de la technique V II V qui consiste en une mise en fonction immédiate de 6 implants pour une réhabilitation fixe maxillaire. Deux implants distaux inclinés à 30.45° par rapport au plan d'occlusion et s'approchant de la paroi postérieure des sinus maxillaire et 2 implants inclinés aussi mais cette fois s'approchant de la paroi antérieure des sinus maxillaire.

Deux autres implants sont placés dans le maxillaire antérieur.

Vingt et un patients reçoivent 126 implants et19 prothèses. Le taux de succès est de 100%. Cela semble être un traitement fiable pouvant éventuellement remplacer les greffes de sinus dans les cas où elles sont nécessaires.

CONCLUSIONS :

Les implants placés dans le secteur postérieur sont plus sujets à un échec probablement en raison d'une plus faible densité osseuse[182], d'implants utilisés plus courts (en relation avec la présence d'obstacle anatomique comme le sinus), et de forces occlusales plus importantes.

Bien qu'il n'existe pas de preuve, des résultats moins satisfaisants ont été obtenus à cet endroit par certains auteurs.

IV.3.2. Mandibulaire

L'implantation de la zone antérieure de la mandibule dans le cadre d'un protocole conventionnel donne des résultats prévisibles. Des études à courts et moyens termes montrent des taux de succès d'implants placés dans cette zone et mis en fonction immédiatement importants[12, 13, 26, 47, 48, 52, 58, 60, 69, 70, 72, 79, 88, 89, 91, 108, 111, 126, 128, 132, 134, 151, 166, 178] (> 90%).

Alsabeeha et coll.[8] en 2009 ont réalisé une revue de la littérature sur les études comparant mise en charge immédiate et mise en charge différée pour les overdentures mandibulaires. Ils ont obtenu 3 études qui comparent les taux de survie implantaire en mise en charge différée et immédiate sur des overdentures mandibulaires. Cette revue de la littérature montre qu'il n'y a pas de différence entre la mise en charge immédiate et la mise en charge différée dans la réhabilitation mandibulaire par overdenture.

IV.3.2.1. Antérieure (symphyse mentonnière)

Nous avons effectué une recherche sur Medline avec les mots clés « immédiate loading », « dental implant » et « anterior mandibular ». Nous obtenons 9 résultats sur les quelles nous n'en retiendrons que **6**.

Toutes ces études montrent un taux proche de 100% et elles tendent tous à dire que les résultats obtenus en mise en fonction immédiate d'implants posés dans la mandibule antérieure qu'il s'agisse de réhabilitation complète, partielle ou unitaire sont comparables à ceux obtenus avec un protocole conventionnel de mise en fonction.

CONCLUSION :

La symphyse de par sa densité osseuse souvent importante[182], sa corticale importante, l'absence de vrai obstacle anatomique permettant la mise en place d'implants longs, et les forces occlusales moindre permet l'obtention de résultats en mise en fonction immédiate comparables aux résultats de mise en fonction conventionnelle et l'obtention de résultats reproductibles et prévisibles.

IV.3.2.2. Postérieure

Nous avons effectué une recherche sur Medline avec les mots clés « dental implant », « immédiate loading » et « posterior mandibular ». Nous obtenons **16** études qui tendent toutes à dire que les résultats des mises en fonction immédiates d'implants en postérieur de la mandibule sont satisfaisants. Les taux de survie sont compris entre **93,2%** et **100%**. Les auteurs nous rappellent souvent que le respect des protocoles chirurgicaux (torque d'insertion > 30N.cm par exemple) et prothétiques nous permettent l'obtention de résultats prévisibles.

Les édentements unitaires dans les secteurs molaires mandibulaires sont très fréquents. La possibilité de mettre en fonction immédiatement des implants dans ces secteurs a été envisagée par Calandriello[40] en 2003 et par Cornelini[53] en 2004. Calandriello[40] a fait une étude sur 44 patients, dont 7 fumeurs. Un total de 50 implants est mis en place de 1ère ou 2ème molaire mandibulaire. Les préparations sont sous dimensionnées pour augmenter la stabilité primaire. Dans 7 sites, des spires d'implants sont exposées et traitées par régénération osseuse guidée. Les prothèses provisoires réalisées en préopératoire sont mis en occlusion il est demandé aux patients d'éviter les aliments durs. Six mois plus tard les patients reçoivent leurs prothèses définitives. Aucun implant n'a été perdu ce qui donne un taux de succès de 100% à six mois. Seulement 24 implants ont été suivis pendant 1 an. La perte osseuse marginale est de 1mm à 6 mois et de 1,3mm à 1an. L'analyse par fréquence de résonance pour les 50 implants montre une stabilité primaire importante qui se maintient dans le temps. D'après les auteurs les bons résultats sont dus à la bonne stabilité primaire obtenue grâce au sous forage.

Margossian et coll.[113] ont réalisé une étude sur les édentements partiels postérieurs. Ils ont mis en place 80 restaurations soutenues par 209 implants. Après un suivi clinique de 2ans, les résultats montrent un taux de succès de 93,2% lorsque les dents sont mises immédiatement en occlusion et de 100% lorsqu'il n'y a pas de contacts occlusaux. L'analyse des résultats a montré qu'il n'y a pas de différence statistiquement significative entre la stabilité initiale des implants perdus et celle des autres implants. Nous pouvons en conclure qu'il n'y a pas de corrélation directe entre la perte des implants et leur niveau de stabilité initiale. Les implants perdus étaient tous en occlusion ce qui tend a montrer l'influence négative que représente la mise en occlusion des dents pour les protocoles de mises en fonction immédiate chez l'édenté partiel. La plupart des implants perdus concernaient des restaurations de 2 éléments, ce qui met en évidence l'importance du nombre d'implants posés pour les protocoles de mise en fonction immédiate. Cette étude montre que la mise en fonction immédiate non occlusale en prothèse partielle mandibulaire est réalisable avec des résultats à court terme comparables à ceux de la mise en fonction différée.

CONCLUSIONS :

Ces résultats satisfaisants sont à mettre en relation avec le faible nombre d'études. Il est important de comprendre que le respect des protocoles chirurgicaux, prothétiques nous amènent à une régularité des résultats.

Bien que de bons résultats sont obtenus dans les zones postérieures de la mandibule, les résultats de la zone antérieure de la mandibule (95 à 100%) sont meilleurs en terme de taux de survie (proche de 100%).

La présence de forces occlusales plus importantes, d'obstacles anatomiques empêchant la pose d'implants longs, et d'une densité osseuse moindre[182] expliquerait les résultats moins bons obtenus à la mandibule postérieure par rapport à la mandibule antérieure.

IV.4. Mise en fonction immédiate et implants

La stabilité primaire semble jouer un rôle important (cf. partie II). Les facteurs qui vont la favoriser sont : la surface, le design (filetage).
La stabilité primaire est une notion mécanique de blocage de l'implant lors de sa mise en place, le blocage intervient quand les forces de friction sont supérieures au couple de mise en place.

IV.4.1. Diamètre et longueur (Surface implantaire)

Nous avons réalisé une recherche sur Medline avec les mots clés: « immédiate loading », « dental implant », « length », et « diameter ». Le résultat de la recherche contient **25** études. Après sélection des études les plus pertinentes, **12** études seront retenues.

Ces études tendent toutes à dire que l'augmentation de diamètre et de longueur des implants vont diminuer le stress et les tension à l'interface os-implant[66] et que c'est le diamètre qui intervient le plus dans cette réduction de stress.

Ces études nous montrent aussi que les taux de survie implantaires sont satisfaisants qu'il s'agisse d'implant court ou long[62].

Degidi[62] montre que les implants plus larges ou plus longs entraînent une moindre résorbtion osseuse marginale. En effet il obtient les mêmes résultats en terme de taux de survie (97,7%) entre des implants courts et des implants longs mais nous signale que la perte osseuse marginales est plus importante quand on utilise un implant de faible diamètre (Narrow) ou un implant plus court (<10mm).

Ces études tendent à dire que le diamètre a plus d'influence que la longueur des implants sur le torque d'insertion et donc la stabilité primaire[85].

CONCLUSIONS :

Plus les implants sont longs, meilleure est la stabilité primaire. Mais il a été montré que l'on peut obtenir l'ostéointegration avec des implants courts. En fait, les implants longs peuvent être utiles dans de zones de faibles densités osseuses ou la stabilité primaire pourrait être insuffisante mais l'utilisation d'implants plus larges assurent aussi ce rôle.

IV.4.2. Etat de surface

Les surfaces rugueuses ont été développées dans le but d'augmenter les indications des implants (os mous etc.). Les rugosités de surface augmentent la surface développée de l'implant et permettent un pourcentage de contact os implant plus important.

Une notion importante est que la variation du seuil de tolérance aux micromouvements est fonction de l'état de surface implantaire[41, 112, 170].Les surfaces usinées ont la tolérance la plus faible aux micromouvements, elle est inférieure à 30 µm[138]. Le seuil de tolérance des surfaces rugueuses, comme celles obtenues par plasma spray de titane, est plus élevé. Son seuil exact, n'a pas encore été identifié, en revanche on sait qu'il se situe « quelque part » entre 50 et 150 µm[171]. On sait enfin que les surfaces bio actives revêtues d'hydroxyapatite présentent à ce jour le seuil de tolérance le plus élevé[164, 170], il se situe « quelque part entre 250 et 500 µm[129, 130] ».

Les surfaces revêtes de plasma-spray d' hydroxyapatite sont actuellement moins utilisées en implantologie dentaire. C'est le résultat d'une méfiance acquise dans les années 80-90. Les premières générations d'implants bioactifs (à surface rugueuse) ont montré des taux élevés d'ostéo-integration à la fin de la période de cicatrisation, surtout quand ils étaient posés dans un os de faible qualité ou de faible quantité. En revanche des taux d'échecs plus élevés furent enregistrés à long terme, au delà de 5 ans. Leur origine fut attribuée à la présence d'inflammations périimplantaires difficiles à contenir survenant à la suite d'un contact entre le revêtement bioactif et la plaque dentaire.

Curieusement la correspondance entre contraintes biomécaniques et amplitude des micromouvements développés à l'interface n'a été que faiblement étudiée. Il a été mesuré qu'un micromouvement de 100µm en direction axiale correspond approximativement à 13.16N. Il varie selon le dessin implantaire et la qualité osseuse[105].

Une étude récente a montré que la qualité osseuse (classification de Zarb[101]) du site receveur influait sur l'amplitude maximale du micromouvement latéral :

Type d'os/Force	5→20 N	30N
Os type I	Pas de micromouvement détectable	Pas de micromouvement détectable
Os type II	Micromouvements entre 20 et 50 μm	Seuil critique de
Os type III	Déplacement d'environ 50 μm	Déplacement d'environ 170 μ
Os type IV	Pas de déplacement supérieur à 100 μm	Déplacement de 200μm

Figure 15

Les forces verticales exercées sur les implants varient selon la localisation des implants. Elles sont plus importantes au niveau postérieur qu'antérieur, les forces maximales varient entre 155 et 565N[33]. Les forces latérales sont plus faibles, elles varient entre 18 et 30 N[121].

Ainsi il s'avère que pour réussir un protocole de mise en charge immédiate, il faut savoir doser les contraintes selon les schémas déterminés

Ces états de surface favorisent l'adhésion précoce des cellules osseuses et l'augmentation de la quantité de contact cellules osseuse / implant[99].

Nous avons effectué une recherche sur Medline avec comme mots clés : « treatment surface » et « immédiate loading of dental implants ». Vingt trois études apparaissent comme résultats. Après sélection des études en éliminant celles sans rapport avec le sujet il nous reste **17** études.

Les taux de survie des implants à surfaces modifiées varient de **94,4% à 100%.**

Il est intéressant de regarder pour les études qui en font état la comparaison des taux de succès entre les implants usinés et les implants à surface modifiée.

Une étude de Rocci[148] de 2003 trouve un écart de prés de 10% dans les taux de survie des implants usinés et des implants rugueux. L'auteur signale que les échecs plus importants des implants usinés sont survenus dans des os mous ou chez des sujets fumeurs. Cette étude montre que dans un os mou il est plus prudent d'utiliser un implant à surface rugueuse.

Glauser[82] dans son étude de 2005 nous rappel l'importance des surfaces modifiées dans de l'os de faible qualité en obtenant un taux de succès de 97,1% à 4ans avec des implants à surface modifiée dans le maxillaire postérieur.

Dans son étude de 2009 sur l'influence des surfaces modifiées sur la stabilité primaire, Tabassum[173] nous dit que les surfaces rugueuses entraînent une amélioration de la stabilité primaire. La surface d'un implant peut influencer le contact os-implant. Il note aussi que la différence au niveau du torque d'insertion entre les implants usinés et les implants mordancés est d'autant plus faible que la densité osseuse augmente. En effet il remarque que les résultats obtenus dans de l'os dense de la mandibule antérieur ne montrent pas de différence entre les implants usinés et les implants mordancés.

Il faut différencier les propriétés mécaniques des propriétés biologiques. Les surfaces rugueuses n'améliorent pas la stabilité primaire mais elles améliorent la stabilité secondaire. Le taux de contact os-implant est plus important avec des implants à surface rugueuse même temps par rapport aux surfaces lisses. Les propriétés mécaniques de résistance sont plus rapidement atteint c'est à dire que l'on évolue plus vite vers la stabilité secondaire grâce aux surfaces rugueuses.

L'état de surface implantaire est un des 6 facteurs décrits par Albrektsson et coll.[2] qui influencent directement la cicatrisation osseuse au niveau du site implantaire, et par conséquent la stabilité secondaire.

Rompen[152] (2006) montre que les surfaces modifiées et la texture des surfaces ont un impact sur les évènements initiaux de la cicatrisation en agissant sur l'attachement, l'orientation, la prolifération et le métabolisme des cellules du tissu conjonctif. Il nous précise que la stabilité mesurée (ISQ) est la même entre un implant à surface rugueuse et un implant à surface usinée au moment de la mise en place de l'implant ainsi que trois mois après la mise en place de l'implant mais la surface rugueuse atteint plus rapidement la stabilité mesurée 3 mois plus tard.

Stanford[165] montre une augmentation de l'adhésion des cellules osseuses, une différentiation et expression de la matrice quand la surface est composé des grains de 60 nm ou moins.

Le taux de succès global des différents protocoles prothétiques (27 études confondues) selon l'état de surface de l'implant a été analysé. En tout, 1761 implants à surface usinée et 1718 implants à surface rugueuse ont été placés selon des protocoles de mise en charge rapide. Après un suivi de 1 à 5 ans, 62 échecs avec des implants à surface usinée et 24 échecs avec des implants à surface rugueuse ont été rapporté. Le taux de survie global pour les implants à surface usinée est de 94,9% et, pour les implants à surface rugueuse, de 97,6%. Ces résultats sembleraient confirmer l'intérêt de privilégier le choix des surfaces modifiées.

TYPE DE SURFACE	Suivi(ans)	Implants en charge	Echecs	Taux de survie (%)
Usinée	1-5	1761	62	94,9
Rugueuse	1-5	1718	24	97,6

CONCLUSION :

Les traitements de surface n'ont pas d'influence sur la stabilité primaire.

En revanche, l'état de surface joue un rôle important durant la phase de la cicatrisation osseuse car la tolérance aux micromouvements des implants à surface rugueuse est supérieure à celle des implants à surfaces usinées. C'est pourquoi les implants à surface rugueuse sont à privilégier dans la mise en charge immédiate.

Il est évident que lorsque l'implant a une excellente stabilité primaire, aucun artifice n'est nécessaire pour augmenter sa résistance aux micromouvements et les taux de survie des implants usinés et à surface modifiée seront sensiblement les mêmes[64].

En effet Del Fabbro[64] (2006) montre que les surfaces modifiées ont en mise en fonction immédiate des efficacités différentes selon le site, avec des taux de survie plus important que les surfaces usinées dans des sites ou l'os est de moins bonne qualité[182] (TRUHLAR) et des taux de survie identiques aux surfaces usinées dans des sites ou l'os est de bonne qualité et la stabilité primaire importante.

IV.5. Mise en fonction immédiate et état général

IV.5.1. Fumeur

Nous avons effectué une recherche sur Medline avec comme mot clé « immédiate loading of dental implant » et « smoker ». Seuls **2** articles apparaissent.

Le tabagisme était considéré comme une contre-indication à la mise en charge immédiate ou précoce[37, 40, 44, 47, 132, 133, 151, 178] cependant, d'autres auteurs[46, 70, 79, 107, 151] ne considère que le gros tabagisme (>10 cigarettes par jour) comme un critère d'exclusion. Il est intéressant de voir que certains auteurs rapportent que les patients fumeurs sont inclus dans leurs études[40, 42, 58, 147, 148].

Par la suite, un seul auteur a trouvé une relation significative entre le tabagisme et la perte d'implants, bien qu'il souligne que le nombre d'échec est faible.

Le rôle de la cigarette sur le succès des mises en fonction immédiate ou précoce en implantologie n'est pas concluante, et il faut des études biens conçues pour voir quelle est la vraie influence du tabac sur les mises en fonction.

Pour certains auteurs, la cigarette ne semble pas avoir d'influence sur la cicatrisation du tissu osseux. En revanche, la cicatrisation des tissus mous est altérée. D'autres recommandent actuellement l'arrêt 15 jours à 3 mois avant l'intervention de la cigarette.

IV.5.2. Diabète

Il existe deux types de diabète :
- Type I anciennement appelé « diabète insulino-dépendant » causée par une réaction auto immune de destruction des cellules bêta du pancréas conduisant à une production insuffisante d'insuline
- Type II anciennement appelé « diabète non insulino-dépendant » du a une résistance à l'insuline. Ce type de diabète est souvent lié à une obésité et c'est la forme du diabète qui est la plus demandeuse de thérapie implantaire (Kahn et Flyer 2000).

Dans ses études expérimentales sur animaux, Kotsovilis[96] observe que le diabète peut être associé à une formation osseuse réduite autour des implants et une cicatrisation osseuse incomplète ou retardée après leur pose. Il observe aussi que l'os nouvellement formé autour des implants est immature et moins organisé chez les animaux diabétiques mal équilibrés. Cependant l'ostéointegration peut être obtenue même avec une cicatrisation osseuse réduite[119].

Nous avons effectué une recherche sur Medline avec comme mots clés : « immédiate loading of dental implants » et « diabetic ». Seul 2 articles nous apparaissent, un comparant les différences entre le sujet sain et le sujet diabétique au niveau des différences de taux de succès entre un protocole conventionnel et un protocole rapide, l'autre étudiant la variation de la stabilité dans le temps d'implant mis en fonction immédiatement chez un sujet diabétique.

Le premier article de Tawil G et coll.[177] ne trouve pas de différence significative entre le protocole conventionnel et le protocole rapide entre un sujet diabétique et un sujet sain.

La deuxième étude est de Balshi et ses coll.[12] :

Ils ont étudié la stabilité d'implants mis en charge immédiatement chez des sujets diabétiques (de type 1). L'objectif est d'évaluer la stabilité de 18 implants Nobel Biocare mis en fonction immédiatement sur un patient de 71 ans. Les mesures de la stabilité se sont fait par analyse de la fréquence de résonance le jour de la chirurgie, puis à 1 mois, 2 mois, 3 mois, 6 mois, et 30 mois. Le but est de corréler ces données avec celles chez un sujet sain. Les 18 implants sont en fonction après 2ans et demi de suivi. La stabilité diminue d'environ 12,7% pendant les 30 premiers jours ce qui est 2 fois plus important que dans la population générale. Après les 30 premiers jours la stabilité augmente légèrement les 60 jours suivants. Après 30 mois de suivi la stabilité moyenne des implants continue d'augmenter cependant pas à la valeur mesurée le jour de la mise en place en dépit des différences métaboliques il est possible d'obtenir une ostéointegration avec un protocole de mise en charge immédiate

CONCLUSION :

La majorité des résultats indiquent que le diabète ne représente pas une contre-indication absolue pour la mise en place d'implants, cependant un bon contrôle de la glycémie est nécessaire et il n'existe pas de preuves qu'indiquer des implants chez le patient diabétique donnera des résultats à long terme comparable à ceux chez le sujet non diabétique[154].

Beaucoup d'auteurs considèrent les patients avec un antécédent de diabète comme une contre-indication pour les protocoles de mises en fonctions immédiates[10]. D'autres auteurs[179] exclut spécifiquement les patients diabétiques dont l'état n'est pas équilibré.

IV.6. Mise en fonction immédiate et occlusion

IV.6.1. Mise en occlusion ou mise en esthétique

Nous avons effectué une recherche sur Medline avec les mêmes limites que précédemment et incluant comme mots clés « immédiate functionnal loading » et « immédiate non functionnal loading ». Cette recherche nous donne 10 résultats et après sélections des études, **5** nous paraissent en rapport avec le sujet.

Les études concernent essentiellement les édentements unitaires. Les études montrent qu'il n'existe pas de différence statistiquement significative entre les survies implantaires pour une mise en charge fonctionnelle et une mise en charge non fonctionnelle.

Cependant Palatella[131] dans son étude de 2008 ne trouve pas de différence de taux de survie entre des implants mis en place immédiatement après l'extraction puis mis en charge non fonctionnelle (premier groupe), et des implants mis en fonction immédiatement (l'implant étant posé 8 semaines après l'extraction) (deuxième groupe). Cependant il trouve une différence de stabilité le jour de la mise en place de l'implant, plus faible dans le deuxième groupe. Cette différence de stabilité n'a aucune influence puisque le jour de la pose de la prothèse définitive elle n'existe plus.

Degidi[63] a voulu comparer des implants avec mise en charge fonctionnelle et des implants sans mise en charge fonctionnelle. Il n'a pas observé de différence au niveau de la survie des implants en fonction de la mise en occlusion ou non des provisoires. Il n'est donc pas nécessaire de priver les provisoires de fonction occlusale à partir du moment où les implants ont une bonne stabilité primaire.

Margossian et coll.[113] ont étudié les édentements postérieurs mandibulaires. Après un suivi clinique de 2 ans, les résultats montrent un taux de succès de 93,2% lorsque les dents sont mises immédiatement en occlusion et de 100% lorsqu'il n'y a pas de contacts occlusaux. L'analyse des résultats montre qu'il n'y a pas de différence statistiquement significative entre la stabilité initiale des implants perdus et celle des autres implants. Nous pouvons donc en conclure qu'il n'y a pas de corrélation directe entre la perte des implants et leur niveau de stabilité initiale. Les implants perdus sont tous issus du groupe de mise en fonction immédiate, ce qui tend à montrer l'influence négative que représente la mise en occlusion des dents pour les protocoles de mise en fonction immédiate chez l'édenté partiel.

IV.6.2. Bruxoman

Nous avons effectué une recherche sur Medline avec comme mot clé : « immédiate loading of dental implant » et « bruxers » et le nombre d'études apparaissant est de **3**.

Sur ces 3 études une de Glauser[81] qui a mis en fonction immédiatement 127 implants (76 maxillaires et 51 mandibulaires) sur 41 patients. Soixante et onze pour cent des patients ont reçu leurs prothèses le jour de la mise en place des implants, les autres 11 jours après. Toutes les prothèses étaient en contact en relation centrée. Les contrôles post opératoires ont eut lieu à 1 semaine 2semaine, et à 1, 2, 3, 6 et 12mois après la mise en fonction des implants. 22 implants ont été perdus sur 13 patients (incluant 7 implants maxillaires sur 1 patient). Les taux de succès des implants étaient de 82,7% après 1 an de mise en charge. Les implants posés sur patients bruxomane ont eut un taux d'échec plus important que sur les patients ne présentant pas de parafonctions (41% contre 12%).

La majorité des études considèrent le bruxisme comme un critère d'exclusion.

Les deux autres études signalent simplement que le bruxisme fait partie de leur critère d'exclusions des patients pour l'étude.

Paulo Malo dans une étude sur l'utilisation d'implants coniques[111] a trouvé un taux d'échecs plus important sur les patients bruxomanes.

Ces études confirment le fait que le bruxisme est une contre-indication à la mise en fonction immédiate. L'application de forces excessives ou trop fréquentes de manière incontrôlée a des effets néfastes sur le bon déroulement de la cicatrisation osseuse.

IV.6.3. Mises en fonction immédiate et antagoniste

Jemt et coll.[92] en 1993 ont étudié les forces développées en fonction du type d'antagoniste :
- .30.40N   pour les prothèses amovibles complètes.
- .110.120N pour les prothèses amovibles complètes sur implant
- .160N   pour une denture naturelle
- .170.180N pour un bridge complet implanto-porté.

Les forces varient car la proprioception desmodontales donne une notion au patient de la force développée.

Faute d'études comparant les taux de survie implantaire en fonction des différents types d'antagonistes possibles, nous avons essayé d'étudier, quand les auteurs les donnent, l'influence éventuelle des types d'antagoniste sur le taux de survie implantaire. L'antagoniste peut influencer la survie implantaire dans les édentements complets puisque pour les édentements unitaires et partiels la question de la mise en occlusion ou en esthétique se pose. Peu d'études précise la nature de l'antagoniste.

Nous avons donc utilisé les 9 études concernant la mise en fonction immédiate d'implants dentaires chez l'édenté complet. Sur ces 9 études seul 6 auteurs nous précisent la nature antagoniste et seul un auteur nous donne les taux de survie en fonction de chaque antagoniste.

Mish[118] en 2003 nous présente 19 édentements complets mandibulaires et 12 maxillaires. Certains implants seront mis en fonction immédiatement d'autre plus tard. L'auteur nous précise que 5 patients présentent comme antagoniste une dentition naturelle, 2 une dentition naturelle associée à des prothèses sur implants, et 24 des prothèses complètes amovibles. Les taux de survie implantaire sont les mêmes ce qui montre que l'on peut obtenir des résultats positifs quelque soit l'antagoniste.

Assad[9] dans son étude de 2007 compare deux groupes de 5 patients. Dans le premier groupe les implants sont mis en fonction immédiatement et dans le second les implants sont mis en fonction différée. Pour les 10 patients (40 implants) les antagonistes sont des prothèses complètes amovibles maxillaires. Les taux de survie sont les mêmes dans les deux groupes.

Collaert et De Bruyn[52] en 2008 nous montrent la même chose avec des antagonistes naturels, amovibles complets, ou complets implanto-portée et le taux de survie est de 100%.

L'étude la plus intéressante concernant les antagonistes est celle de Testori[179] en 2003 qui met en place 92 implants sur 15 patients qui seront mis en fonction immédiatement. Les patients sont tous édentés complets mandibulaires et les antagonistes sont les suivants :

. Overdenture : 1 patient
. Réhabilitation totale fixe implanto-portée : 3 patients
. Réhabilitation partielle fixe implanto-portée associé à une réhabilitation dento-portée fixe partielle : 1 patient
. Bridge complet : 4 patients
. Prothèse amovible complète : 5 patients
. Réhabilitation fixe partielle associée à une réhabilitation amovible partielle. : 1 patient.
Le seul échec relevé avait comme antagoniste un bridge complet sur dents naturelles.

CONCLUSION :

L'ensemble de ces études ne nous permettent pas d'exclure des types d'antagonistes ou de dire que certains marchent mieux que d'autres. Il apparaît pourtant évident que les prothèses complètes amovibles sont de très bon antagonistes. En effet, le patient peut retirer le sa prothèse amovible pendant la nuit lorsqu'il n'y a pas d'exigences esthétiques, dans ces situations l'ajustement de l'occlusion est très important sur les prothèses amovibles antagonistes, avec toujours une désocclusion du guide antérieur en non travaillant afin d'éviter les parafonctions, car la prothèse amovible ayant tendance à se déplacer, le patient sera conscient de ses habitudes nocives.

Un édentement complet réhabilité par une prothèse complète sur implant nous parait un antagoniste plus risqué car le patient aurait tendance à serrer avec les implants mis en fonction immédiatement[92].

Un nombre d'études plus important et plus centré sur le sujet sont nécessaires pour évaluer l'influence de tel ou tel antagoniste.

V. Conclusion

La mise en place d'implants en deux temps chirurgicaux, selon le principe de PI Bränemark, reste la référence et permet d'obtenir des résultats reproductibles et fiables à long terme. La mise en fonction immédiate des implants, avec pour objectif la réduction du délai d'appareillage, apparaît comme une idée très séduisante, mais ne doit cependant pas être systématisée.
Cela fait 10 ans que les études sur les mises en fonction immédiates augmentent avec des résultats souvent satisfaisants.
Les indications pour lesquelles la technique paraît fiable se dégagent.

La synthèse de la littérature actuelle montre que plusieurs approches de mise en fonction immédiate permettent d'obtenir des taux de survie comparables à ceux retrouvés avec des protocoles de mise en fonction conventionnelle. Cela est vrai pour les édentements complets aussi bien que partiels et unitaires. Cependant, les résultats, les protocoles, les types d'implants utilisés, les reculs, les critères d'inclusion et d'exclusion des études varient beaucoup et il est donc très difficile de comparer. Malgré tout l'analyse de la littérature réalisée dans ce travail permet de dégager plusieurs pistes.

De toutes les indications possibles de mise en charge immédiate, la meilleure est sans doute une barre de connexion très rigide sur quatre implants d'au moins 13mm dans la symphyse mandibulaire en engageant si possible la corticale basale. L'utilisation d'un bridge sur cinq ou six implants dans le même secteur anatomique paraît aussi être fiable.

Le maxillaire doit faire l'objet d'études à plus long terme pour être considéré comme un lieu pour une mise en charge immédiate sans risque. Un os dense et une hauteur suffisante sont les conditions préalables nécessaires.

Les modifications de l'état de surface ainsi que les diamètres plus importants des implants peuvent améliorer la survie à long terme. Leur efficacité sera plus importante dans un os de mauvaise qualité. L'état de surface ne modifie pas la stabilité initiale des implants mais rend plus rapide le passage à la stabilité secondaire.

Les gros fumeurs (> 10 cigarettes par jour) peuvent être considérés comme une contre-indication à la mise en fonction immédiate. Certains auteurs incluent les fumeurs dans leurs études sans trouver de différence dans les résultats.

Le diabète s'il est équilibré ne semble pas êtres une contre-indication.

Le bruxisme semble être une contre-indication à la mise en fonction immédiate. En effet la présence de contacts trop importants semble compromettre l'ostéo-integration.

L'occlusion doit être bien réglée. Il semble plus prudent d'éviter les contacts occlusaux pour les édentements unitaires et partiels bien qu'il n'existe pas de preuves scientifiques que les contacts occlusaux sont néfastes.

Certains antagonistes semblent être plus favorables que d'autres : prothèse amovible complète, denture naturelle.

TABLE DES MATIERES

I. Introduction 1

II. L'ostéointegration 3
II.1. Introduction 3
II.2. Définitions et généralités 4
II.2.1. La jonction anatomique 4
II.2.2. La fonctionnalité implantaire 4
II.3. Histologie et physiologie osseuse 5
II.3.1. Principes de la physiologie osseuse 5
II.3.1.1. Composition 5
II.3.1.2. Histologie de l'os 5
II.3.1.2.1. Les cellules osseuses 5
II.3.1.2.2. La matrice extracellulaire 6
II.3.1.3. Description microstructurale 6
II.3.1.3.1. Tissu ostéoïde ou os tissé 6
II.3.1.3.2. Os lamellaire 6
II.3.1.3.3. Os composite 6
II.3.1.4. Classifications macrostructurale et fonctionnalité 7
II.3.1.4.1. Os cortical 7
II.3.1.4.2. Os trabéculaire 7
II.3.1.4.3. Le périoste 8
II.3.1.4.4. L'endoste 8
II.3.1.5. L'adaptation physiologique de l'os 8
II.3.1.6. La cicatrisation osseuse 9
II.3.2. L'intégration implantaire 11
II.3.2.1. Définition des concepts 11
II.3.2.1.1. L'ostéoinduction 11
II.3.2.1.2. L'ostéoconduction 12
II.3.2.1.3. Implication de ces concepts 12
II.3.2.2. Processus biologiques d'établissements de l'interface os-implant 12
II.4. Les grands principes de l'ostéointegration 15
II.4.1. La stabilité primaire 16
II.4.1.1. Définition 16
II.4.1.2. Les facteurs influençant 16
II.4.1.2.1. La densité osseuse 17
II.4.1.2.2. La technique chirurgicale (séquence de forage) : 18
II.4.1.2.3. La configuration du système implantaire 20
####### II.4.1.2.3.1. Le dessin implantaire 20
####### II.4.1.2.3.2. L'état de surface implantaire 27
II.4.1.3. Mesure de la stabilité primaire 29
II.4.1.3.1. Evaluation clinique 29
II.4.1.3.2. Evaluation expérimentale 30
II.4.1.3.3. Evaluation électronique quantitative : 30
II.4.2. La stabilité secondaire 32
II.4.2.1. Rôle des facteurs mécaniques dans la maturation structurale osseuse 33
II.4.2.2. Rôle des macro et microstructures de l'implant 33
II.4.2.2. Effets des micromouvements 34

III. Historique et définitions des types de mise en fonction 35
III.1. Historique des types de mise en fonction 35
III.2. Définitions des types de mise en fonction 38
III.2.1. Définitions en fonction du temps écoulé entre la mise en place des implants et leur mise en charge 38
III.2.2. Définitions en fonction des charges exercées sur les implants 40

IV. Etat de la question sur les mises en fonction immédiate en implantologie orale 43
IV.1. Mise en fonction immédiate et histologie 43
IV.1.1. Etudes sur l'homme 44
IV.1.2. Etudes sur l'animal 43
IV.2. Mise en fonction immédiate et prothèse 45
IV.2.1. Réhabilitation unitaire 46
IV.2.2. Réhabilitation partielle 48
IV.2.3. Réhabilitation totale 49
    IV.1.3.1. Réhabilitation totale mandibulaire 49
        IV.2.3.1.1. Réhabilitation totale mandibulaire fixe 50
        IV.2.3.1.2. Réhabilitation totale mandibulaire amovible 50
    IV.2.3.2. Réhabilitation totale maxillaire 51
IV.3. Mise en fonction immédiate et anatomie 53
IV.3.1. Maxillaire 56
    IV.3.1.1. Antérieure 56
    IV.3.1.2. Postérieure 57
        IV.3.1.2.1. Maxillaire postérieur avec élévation de sinus 57
        IV.3.1.2.2. Maxillaire postérieur sans élévation de sinus 58
IV.3.2. Mandibulaire 58
    IV.3.2.1. Antérieure (symphyse mentonnière) 59
    IV.3.2.2. Postérieure 59
IV.4. Mise en fonction immédiate et implants 61
IV.4.1. Diamètre et longueur (Surface implantaire) 61
IV.4.2. Etat de surface 62
IV.5. Mise en fonction immédiate et état général 65
IV.5.1. Fumeur 65
IV.5.2. Diabète 66
IV.6. Mise en fonction immédiate et occlusion 67
IV.6.1. Mise en occlusion ou mise en esthétique 67
IV.6.2. Bruxoman 68
IV.6.3. Mises en fonction immédiate et antagoniste 69

V. Conclusion 71

BIBLIOGRAPHIE :

[1] **Agliardi EL, Francetti L, Romeo D, Taschieri S, Del Fabbro M.** Immediate loading in the fully edentulous maxilla without bone grafting: the V-II-V technique. Minerva Stomatol. 2008 May;57(5):251-9, 259-63.

[2] **Albrektsson T, Bränemark PI, Hansson HA, Linström J.** Osseointegrated Titanium Implants: Requirements for Ensuring a Long-Lasting, Direct Bone to Implant Anchorage in Man. Acta Orthop Scand, 1981; 52: 155-170.

[3] **Albrektsson T et al.** The interface zone of inorganic implants in vivo : Titanium implants in bone . Ann.Biomed . Eng 1983 ; 11 :1-27.

[4] **Albrektsson T, Hansson T, Lekholm T**, Osseointegrated Dental Implants. Dental Clinic of North America, 1986; 30: 151-174

[5] **Albrektsson T , Dahl E , Enbom L , et al**. Osseointegrated oral implants. A swedish multicenter study of 8139 consecutively inserted Nobelpharma implants.J Periodontol 1988 ; 59 :287-296.

[6] .**Albrektsson T, Hobkirk JA, Watson K**. Principles of osseointegration. Dental and Maxillofacial Implantology.(Mossby-Wolfe, London) 1995 ;19.

[7] **Alsaadi G, Quirynen M, Komárek A, van Steenberghe D.** Impact of local and systemic factors on the incidence of oral implant failures, up to abutment connection. J Clin Periodontol. 2007 Jul;34(7):610-7.

[8] **Alsabeeha N, Atieh M, Payne AG**. Loading Protocols for Mandibular Implant Overdentures: A Systematic Review with Meta-Analysis. Clin Implant Dent Relat Res. 2009 Apr 23.

[9] **Assad AS, Hassan SA, Shawky YM, Badawy MM.** Clinical and radiographic evaluation of implant-retained mandibular overdentures with immediate loading. Implant Dent. 2007 Jun;16(2):212-23.

[10] **Attard NJ, Zarb GA.** Immediate and early implant loading protocols: a
literature review of clinical studies. J Prosthet Dent. 2005 Sep;94(3):242-58.

[11] **Babbush CA, Kent JN, Misiek DJ**. Titanium plasma-sprayed screw implants for the reconstruction of the edentulous mandible. J. Oral Maxillofac Surg 1986 ; 44 :274-282.

[12] **Balshi SF, Wolfinger GJ, Balshi TJ**. An examination of immediately loaded dental implant stability in the diabetic patient using resonance frequency analysis (RFA). Quintessence Int. 2007 Apr;38(4):271-9.

[13] **Balshi SF, Wolfinger GJ, Balshi TJ.** A prospective study of immediate functional loading, following the Teeth in a Day protocol: a case series of 55 consecutive edentulous maxillas. Clin Implant Dent Relat Res. 2005;7(1):24-31.

[14] **Barone A, Rispoli L, Vozza I, Quaranta A, Covani U**. Immediate restoration of single implants placed immediately after tooth extraction. J Periodontol. 2006 Nov ; 77(11) : 1914-20.

[15] **Basett Cal**. Biological significance of piezo-electricity. Calcif. Tissue Res. 1968 ;1 :252-261.

[16] **Bergkvist G, Sahlholm S, Karlsson U, Nilner K, Lindh C**. Immediately loaded implants supporting fixed prostheses in the edentulous maxilla: a preliminaryclinical and radiologic report. Int J Oral Maxillofac Implants. 2005 May-Jun;20(3):399-405.

[17] **Berglundh T**. De novo alveolar bone formation adjacent to endoosseous implants. Clin Oral Impl. Res. 2003 ; 14(3) : 251.

[18] **Bermot P.** Le rationnel de la mise en charge immédiate. Implantodontie 204 ; 16 : 5-12.

[19] **Bert M, Missika P**. Implantologie chirurgicale et prothétique .Editions CdP 1996 ;145-156.

[20] **Bobyn et al**. The optimum pore size for the fixation of porous-surfaced métal implants by the ingrowth of bone. Clin Orhtop. 1980 ; 150 : 263-270.

[21] **Bränemark PI, Breine U, Adell R, Hansson BO, Linström J, Ohlsson A**. Intraosseous Anchorage of Dental Prosthesis. I. Experimental Studies. Scand J Plastic Reconst Surg, 1969; 3: 81-100..

[22] **Bränemark PI, Hansson Bo, Adell R, Breine U, Lindstrom J, Hallen O, et al**. Osseointegrated implants in the treatment of the edentulous jaw : Experience from a 10-year period. Scand J Plast Reconstr Surg Suppl 1977 ; 16 :1-1.

[23]   **Bränemark P-I**. Osseointegration and its expérimental background.J.prosthetic.dentistry. 1983 ;50 :399-410.

[24]   **Bränemark P-I,Zarb GA , Albrektsson T**. Introduction to osseointegration.Tissue integrated Protheses ,Quintescence Publ.co.,Edit .CHICAGO,1985

[25]   **Bränemark, Ohrnelle LO, Nilsson P, Thomsen P**. Biomechanical characterisation of osseointegration during Healing : an expérimental in vivo study in the rat. Biomaterials. 1997 Jul ; 18 (14) : 969-78.

[26]   **Bränemark PI, Engstrand P, Ohrnell LO, Grondahl K, Nilsson P, Hagberg K, Darle C, Lekholm U**. Bränemark Novum : A New Treatment Concept for Rehabilitation of the Edentulous Mandible. Preliminary Results from a Prospective Clinical Follow-up Study. Clin Implant Dent Relat Res, 1999; 1: 2-16.

[27]   **Bränemark** System Info. Vol 5 (1) 1999 p15.

[28]   **Bränemark PI, Engstrand P, Ohrnell LO, Grondahl K, Nilsson P, Hagberg K, Darle C, Lekholm U**. Bränemark Novum: un concept de traitement pour la restauration de l'édentement mandibulaire. Implant 2000; 6(1): 5-22.

[29]   **Bränemark PI**. The Osseointegration Book. Chicago: Quintessence Books, 2005, 38-39.

[30]   **Brunette DM, Chehroudi B**. The effects of the surface topography of micromachined titanium substrata on cell behaviour in vitro and in vivo. J Biomech Eng 1999 ; 121(1) : 49-57.

[31]   **Brunski JB**. The influence of functional use of endooseous dental implant on the tissue-implant interface. J Dent Res 1979 ; 58 : 1953-1962.

[32]   **Brunski JB.** Biomaterials and biomechanics in dental implant design. Int J Oral Maxillofac Impl. 1988 ; 3 : 85-97.

[33]   **Brunski JB**. Forces on Dental Implants and Interfacial Stress Transfer. In : Laney WR and Tolman DE Eds. Tissue Integration in Oral, Orthopaedic and Maxillofacial Reconstruction. Chicago: Quintessence, 1990 : 108-124.

[34]   **Brunski JB**. Biomechanical factors affecting the bone-dental implant interface. Clin Materials 1992 ; 3 : 153-201

[35]   **Buch F**. On electrical stimulation of bone tissue. Phd thesis, Dept of Biomaterials/ Handicap Res. University of Gothenburg, Sweden ; 1-39.

[36]   **Büchler P, Pioletti DP, Rakotomana LR**, Biphasic Constitutive Laws for Biological Interface Evolution. Biomechan Model Mechanobiol, 2003; 1: 239-249.

[37]   **Buchs AU, Levine L, Moy P.** Preliminary report of immediately loaded Altiva Natural Tooth Replacement dental implants. Clin Implant Dent Relat Res. 2001;3(2):97-106.

[38]   **Buser D, Schenk RK, Steinemann s, Fiorellini JP, Fox CH, Stich H**. Influence of surface

characteristics on bone intégration of titanium implants. A Study in miniature pigs. J of Biomed Mater Res 1991 ; 25 : 889-902.

[39] **Buser D, Nydegger T, Hirt HP, Cochran DL, Nolte LP.** Removal torque values of titanium implants in the maxilla of miniatures pigs. Int J Oral Maxillofaci Impl 1998 ; 13 : 611-619.

[40] **Calandriello R, Tomatis M, Vallone R, Rangert B, Gottlow J.** Immediate occlusal loading of single lower molars using Brånemark System Wide-Platform TiUnite implants: an interim report of a prospective open-ended clinical multicenter study. Clin Implant Dent Relat Res. 2003;5 Suppl 1:74-80.

[41] **Cameron H, Pilliar RM ; Macnab I.** The Effect of Movement on the Bonding of Porous Metal to Bone. J Biomed Mater Res, 1973; 7: 301-311.

[42] **Cannizzaro G, Leone M.** Restoration of partially edentulous patients using dental implants with a microtextured surface: a prospective comparison of delayed and immediate full occlusal loading. Int J Oral Maxillofac Implants. 2003 Jul-Aug;18(4):512-22.

[43] **Carlsson L, Roslund T, Albrektsson B, Albrektsson T.** Removal torques for polished and rough titanium implants. Inter J of Oral and Maxillofac Impl 1988; 3: 21-24.

[44] **Chaushu G, Chaushu S, Tzohar A, Dayan D.** Immediate loading of single-tooth implants: immediate versus non-immediate implantation. A clinical report. Int J Oral Maxillofac Implants. 2001 Mar-Apr;16(2):267-72.

[45] **Chehroudi B, Goula TR , Brunette DM.** Titanium-coated micromachined groove of different dimensions affect épithélial and connective tissue cells differently in vivo. J Biomed Mater Res. 1990 ; 24(9) : 1203-1219.

[46] **Chiapasco M, Gatti C, Rossi E, Haelfiger W, Markwalder TH.** Implant retained mandibular overdentures with immédiate loading : a rétrospective multicenter study on 226 consecutive cases. Clin Implant Dent Relat Res 1997 ; 8 : 48-57.

[47] **Chiapasco M, Abati S, Romeo E, Vogel G.** Implant-retained mandibular overdentures with Brånemark System MKII implants: a prospective comparative study between delayed and immediate loading. Int J Oral Maxillofac Implants. 2001 Jul-Aug;16(4):537-46.

[48] **Chiapasco M, Gatti C.** Implant-retained mandibular overdentures with immediate loading: a 3- to 8-year prospective study on 328 implants. Clin Implant Dent Relat Res. 2003;5(1):29-38.

[49] **Cho SA, Park KT.** The removal torque of titanium screw inserted in rabbit tibia treated by dual acid etching. Biomaterials 2003 ; 24 : 3611-3617.

[50] **Cochran DL.** The scientific basis for and clinical experences with Straumann implants including the ITI Dental Implant System : a consensus report. Clin Oral Impl Res 2000 : 11(suppl.) : 33-58.

[51] **Cochran DL, Morton D, Weber HP.** Consensus statements and recommended clinical

procédures regarding loading protocols for endosseous dental implants. Int J Oral Maxillofac Implants. 2004;19 Suppl:109-13.

[52] **Collaert B, De Bruyn H.** Immediate functional loading of TiOblast dental implants in full-arch edentulous maxillae: a 3-year prospective study. Clin Oral Implants Res. 2008 Dec;19(12):1254-60.

[53] **Cornelini R, Cangini F, Covani U, Barone A, Buser D.** Immediate restoration of single-tooth implants in mandibular molar sites: a 12-month preliminary report. Int J Oral Maxillofac Implants. 2004 Nov-Dec;19(6):855-60.

[54] **Cranin A, Degrado J, Kaufman M.** Evaluation of the Periotest as a diagnostic tool for dental implants. J Oral Implantol 1998 ; 24(3) : 139-46.

[55] **Dario LJ, Cucchario PJ, Deluzio AJ.** Electronic monitoring of dental implant osseointegration.

[56] **Davarpannah M, Szmukler-Moncler S, molloy S, Jakubowicz-Kohen B, Caraman M, Khoury PM, Agachi A, Raygot P, Testori T.** Théorie et pratique de la mise en charge immédiate 2007. Quintessence international.

[57] **Dealler SF.** Electrical phenomena associated with bones and fractures and the therapeutc use of electricity in fracture Healing. J. Med Eng Tech. 1981 ; 5 :73-82.

[58] **De Bruyn H, Kisch J, Collaert B, Lindén U, Nilner K, Dvärsäter L.** Fixed mandibular restorations on three early-loaded regular platform Brånemark implants. Clin Implant Dent Relat Res. 2001;3(4):176-84.

[59] **Degidi M, Piattelli A.** Comparative analysis study of 702 dental implants subjected to immediate functional loading and immediate nonfunctional loading to traditional healing periods with a follow-up of up to 24 months. Int J Oral Maxillofac Implants. 2005 Jan-Feb;20(1):99-107. Erratum in: Int J Oral MaxillofacImplants. 2005 Mar-Apr;20(2):306.

[60] **Degidi M, Piattelli A, Felice P, Carinci F.** Immediate functional loading of edentulous maxilla: a 5-year retrospective study of 388 titanium implants. J Periodontol. 2005 Jun;76(6):1016-24.

[61] **Degidi M, Piattelli A, Iezzi G, Carinci F.** Immediately loaded short implants: analysis of a case series of 133 implants. Quintessence Int. 2007 Mar;38(3):193-201.

[62] **Degidi M, Piattelli A, Iezzi G, Carinci F.** Retrospective study of 200 immediately loaded implants retaining 50 mandibular overdentures. Quintessence Int. 2007 Apr;38(4):281-8.

[63] **Degidi M, Iezzi G, Perroti V, Piatelli A.** comparative analysis of immédiate functional loading and immédiate non functional loading to traditional Healing periods : a 5-year follow-up of 550 dental implants. Clin Impl Dent Relat Res 2008 sep 9 : 1-10.

[64] **Del Fabbro M, Testori T, Francetti L, Taschieri S, Weinstein RL.** Systematic review of survival rates for immediately loaded implants. Int J Periodontics Restorative Dent 2006; 26: 249-263.

[65] **Den Hartog L, Slater JJ, Vissink A, Meijer HJ, Raghoebar GM.** Treatment outcome of immediate, early and conventional single-tooth implants in the aesthetic zone: a systematic review to survival, bone level, soft-tissue, aesthetics and patient satisfaction. J Clin Periodontol. 2008 Dec; 35(12):1073-86.

[66] **Ding X, Zhu XH, Liao SH, Zhang XH, Chen H.** Implant-Bone Interface Stress Distribution in Immediately Loaded Implants of Different Diameters: A Three-Dimensional Finite Element Analysis. J Prosthodont. 2009 Apr 3

[67] **Donati M, La Scala V, Billi M, Di Dino B, Torrisi P, Berglundh T.** Immediate functional loading of implants in single tooth replacement: a prospective clinical multicenter study. Clin Oral Implants Res. 2008 Aug; 19(8):740-8.

[68] **Duyck J, Van Oosterwyck H, De Cooman M, Puers R, Vander Sloten J, Naert I.** Three-dimensional force measurements on oral implants: a methodological study. J Oral Rehabil. 2000 Sep;27(9):744-53.

[69] **Ericsson I, Randow K, Nilner K, Peterson A.** Early functional loading of Brånemark dental implants: 5-year clinical follow-up study. Clin Implant Dent Relat Res. 2000;2(2):70-7.

[70] **Fischer K, Stenberg T.** Early loading of ITI implants supporting a maxillary full-arch prosthesis: 1-year data of a prospective, randomized study. Int J Oral Maxillofac Implants. 2004 May-Jun;19(3):374-81.

[71] **Franquin JC et Al.** Méthode de mesure par thermométrie infrarouge des élévations de température en implantologie. Inf. Dent 1989 ; 24 : 2083-2092.

[72] **Friberg B.** Pose d'implants en fonction de la densité de l'os. Implant 2001 ; 7(1) : 5-11.

[73] **Fromental R, Szmukler-Moncler S.** The PESRIL Technique (Post-Extraction Socket Rehabilitation by an Immediately Loaded Implant) in the Anterior part of the Maxilla. Results at 6 and 12 Month with 10 Patients. Clin Oral Implants Res, 1999; 10: 181.

[74] **Frost HM.** Intermediary organisation of the squeleton.Vol 1,Boca raton :CRC Pres, 1986.

[75] **Frost HM.** The biology of fracture Healing. An overview for clinicians, part I and II. Clin Orthop Rel Res. 1989 ; 248 :283-309.

[76] **Ganeles J, Wismeijer D.** Early and immediately restored and loaded dental implant for single tooth and partial arch. Applications. Int J Oral Maxillofacial Implants 2004 ; 19(suppl.) : 92-102.

[77] **Ganeles J, Zöllner A, Jackowski J, ten Bruggenkate C, Beagle J, Guerra F.** Immediate and early loading of Straumann implants with a chemically modified surface (SLActive) in the posterior mandible and maxilla: 1-year results from a prospective multicenter study. Clin Oral Implants Res. 2008 Nov; 19(11): 442-450.

[78] **Ganeles J, Zöllner A, Jackowski J, ten Bruggenkate C, Beagle J, Guerra F.** Immediate and early loading of Straumann implants with a chemically modified surface (SLActive) in the posterior mandible and maxilla: 1-year results from a prospective multicenter study. Clin Oral Implants Res. 2008 Nov;19(11):1119-28.

[79] **Gatti C, Haefliger W, Chiapasco M.** Implant-retained mandibular overdentures with immediate loading: a prospective study of ITI implants. Int J Oral Maxillofac Implants. 2000 May-Jun;15(3):383-8.

[80] **Ghanavati F, Shayegh SS, Rahimi H, Sharifi D, Ghanavati F, Khalesseh N, Eslami B.** The effects of loading time on osseointegration and new bone formation around dental implants: a histologic and histomorphometric study in dogs. J Periodontol. 2006 Oct;77(10):1701-7.

[81] **Glauser R, Rée A, Lundgren AK, Gottlow J, Hammerle C, Scharer P.** Immediate occlusal loading of branemark implants applied in vrious jawbone régions : a prospective, 1-year clinical study.Clin Impl Dent Relat Res, 2001 ; 3 (4) : 204-13.

[82] **Glauser R, Ruhstaller P, Windisch S, Zembic A, Lundgren A, Gottlow J, Hämmerle CH.** Immediate occlusal loading of Brånemark System TiUnite implants placed predominantly in soft bone: 4-year results of a prospective clinical study. Clin Implant Dent Relat Res. 2005;7 Suppl 1:S52-9.

[83] **Hanao G et collabrateurs.** The tapered Groovy implant optimizes implant success. Dental Implantology Update. 2006; 17(1) : 1-4.

[84] **Hoffmann AA, Bloebaum RD, Bachus KN.** Progression of human bone in growth porous-coated implants. Acta Orthop Scand 1997 ; 68 : 161-166.

[85] **Horwitz J, Zuabi O, Peled M.** [Resonance frequency analysis in immédiate loading of dental implants]. Refuat Hapeh Vehashinayim. 2003 Jul; 20(3):80-8, 104.

[86] **Hosaka N, Naga T.** The évaluation of a new dense porous hydroxyapatite endosteal dental implant. J Oral Maxillofacial Surg. 1987 ; 45 : 583-593.

[87] **Hulbert SF, Matthews RA, Klawitter JJ, Sauer WB, Leonard RB.** Effect of Stress on Tissue Ingrowth Into Porous Aluminium Oxide. J Biomed Mater Res Symp, 1974; 5: 85-97.

[88] **Ibañez JC, Jalbout ZN.** Immediate loading of osseotite implants: two-year results. Implant Dent. 2002;11(2):128-36.

[89] **Ibañez JC, Tahhan MJ, Zamar JA, Menendez AB, Juaneda AM, Zamar NJ, Monqaut JL.** Immediate occlusal loading of double acid-etched surface titanium implants in 41 consecutive full-arch cases in the mandible and maxilla: 6- to 74-month results. J Periodontol. 2005 Nov;76(11):1972-81.

[90] **Ivanoff CJ, Sennerby L, Johannson C, rangert B, Lekholm U.** Influence of implant diameters on the intégration of screw implants. An expérimental study in rabbits. Int J Oral Maxillofac Surg. 1997 Apr ; 26 (2) : 141-8.

[91] **Jaffin RA, Kumar A, Berman CL.** Immediate loading of implants in partially and fully

edentulous jaws: a series of 27 case reports. J Periodontol. 2000 May;71(5):833-8.

[92] **Jemt T, Book K, Karlsson S**. Occlusal force and mandibular movements in patients with removable overdentures and fixed prostheses supported by implants in the maxilla. Int J Oral Maxillofac Implants. 1993;8(3):301-8.

[93] **Jimenez-lopez V, Malo P, Navarro Alonso JM.** Mise en charge immédiate en implantologie : Aspects chirurgicaux, prothétiques, occlusaux et de laboratoire. Quintessence international

[94] **Johansson C, Albrektsson T**. Integration of screw implants in the rabbit : a 1-year-follow-up of removal torque of titanium implants. Int J Oral Maxillofac Implants. 1987 Spring ; 2(2) : 69-75.

[95] **Klinger E**. La résorption osseuse au cours du déplacement dentaire provoqué. Transactions of the european Orthodontic Society. Paris 1972.

[96] **Kotsovilis S, Karoussis IK, Fourmousis I**. A comprehensive and critical review of dental implant placement in diabetic animals and patients. Clin Oral Implants Res. 2006 Oct; 17(5):587-99.

[97] **Lanyon LE, Rubin CT**. Static versus dynamic loads as an influence on bone remodeling. J Biomech 1984 ; 17 : 897-905.

[98] **Laviv A, Levin L, Usiel Y, Schwartz-Arad D.** Survival of Immediately Provisionalized Dental Implants: A Case-Control Study with up to 5 Years Follow-Up. Clin Implant Dent Relat Res. 2009 Feb 13

[99] **Lazzara RJ, Porter SS, Testori T, Galante J, Zetterqvist L.** A prospective multicenter study evaluating loading of osseotite implants two months after placement: one-year results. J Esthet Dent. 1998;10(6):280-9.

[100] **Le Geros ZR, Craig RG**. Strategies to affect bone remodelling : osseointegration. J Bone Mineral Res 1993 ; 8 : S583-S596.

[101] **Lekholm U, Zarb G**. Patient sélection and préparation. Tissue-integrated prosthèses : Osseointegration in clinical dentistry. Chicago : Quintescence, 1985 : 199-209.

[102] **Lemmons J, Natiella J**. Biomaterials, Biocompatibility and péri-implant considérations. Dental Clinics of North America 1986 ; 30 : 3-23.

[103] **Lind M**. Growth factors : possible new clinical Tools. Acta Orthop scand. 1996 ; 67 :407-417.

[104] **Linkow LI, Cherchève R**. Theories and Techniques of Oral Implantology, Vol 1. St Louis: CV Mosby Company, 1970.

[105] **Lui C, Brunski JB**. Axial and Lateral Mobility of Standard vs. Experimental Branemark Fixtures. J Dent Res, 1999; 78: 246.

[106] **Machtei EE, Frankenthal S, Blumenfeld I, Gutmacher Z, Horwitz J**. Dental implants

for immediate fixed restoration of partially edentulous patients: a 1-year prospective pilot clinical trial in periodontally susceptible patients. J Periodontol. 2007 Jul;78(7):1188-94.

[107] **Maló P, Rangert B, Dvärsäter L**. Immediate function of Brånemark implants inthe esthetic zone: a retrospective clinical study with 6 months to 4 years of follow-up. Clin Implant Dent Relat Res. 2000;2(3):138-46.

[108] **Maló P, Rangert B, Nobre M**. "All-on-Four" immediate-function concept with Brånemark System implants for completely edentulous mandibles: a rétrospective clinical study. Clin Implant Dent Relat Res. 2003;5 Suppl 1:2-9.

[109] **Malo P , Friberg B, Polizzi G, Gualini F, Vighagen T, Rangert B**. Immediate and early function of Branemark System implants placed in the ethetic zone : A 1-year prospective clinical multicenter study. Clin Impl Dent Relat Res 2003 ; 5(suppl1) : 37-46.

[110] **Malo P, Rangert B, Nobre M.** Mise en fonction immédiate d'implants Branemark pour la restauration d'edentements unitaires et de faible étendue maxillaires et mandibulaires. Implant 2005 ; 11(1) : 23-32.

[111] **Maló P, Nobre Mde A, Petersson U, Wigren S**. A pilot study of complete edentulous rehabilitation with immediate function using a new implant design: case series. Clin Implant Dent Relat Res. 2006;8(4):223-32.

[112] **Maniatopoulos C, Pilliar RM, Smith D,** Threaded Versus Porous-Surfaced Designs for Implant Stabilization in Bone-Endodontic Implant Model. J Biomed Mater Res, 1986; 20: 1309-1333.

[113] **Margossian P, Mariani P, Stephan G, Margerit J, JorgensenC.** Mise en fonction immédiate d'implants dentaires chez le patient édenté partiel postérieur mandibulaire. Stratégie prothétique janvier-février 2009 ; 9 (1) : 5-12.

[114] **Martinez H, Davarpannah M.** Choix raisonné de la chronologie thérapeutique en implantologie. Implantodontie 2003 ; 12 : 11-22.

[115] **Massei G, Trisi P, Szmukler-Moncler S, Malchiodi L**. Immediately-Loaded FBR-Coated Pitt-Easy Bio-Oss Implants. A Histologic Evaluation in 3 Patients After 8-12 Weeks of Function. Clin Oral Implants Res 2001 ; 12: 409.

[116] **Meredith N**. Assment of implant stability as prognostic déterminant. Int. J. Prosthodont. 1998 ;II :491-501.

[117] **Misch CE**. Contemprorary Implant Dentistry. Ed Mosby 1993.

[118] **Misch CE, Wang HL.** Immediate occlusal loading for fixed prostheses in implant dentistry. Dent Today. 2003 Aug;22(8):50-6.

[119] **Mombelli A, Cionca N.** Systemic diseases affecting osseointegration therapy. Clin Oral Implants Res. 2006 Oct;17 Suppl 2:97-103. Review. Erratum in: Clin Oral Implants Res. 2006 Dec;17(6):746.

[120] **Moon SY, Kim SG, Lim SC, Ong JL**. Histologic and histomorphometric évaluation of

early and immediately loaded implants in the dog mandible. J Biomed Mater Res A. 2008 Sep 15;86(4):1122-7.

[121] **Morneburg TR, Proschel PA**. In Vivo Forces on Implants Influenced by Occlusal Scheme and Food Consistency. Int J Prosthodont, 2003; 16: 481-486

[122] **Natiella JR, Armitage JE, Meenaghan MA, Greene GW.** Tissue Response to Dental Implants Protruding Through Mucous Membrane. Oral Sci Rev, 1974; 5: 85-105.

[123] **Neugebauer J, Traini T, Thams U, Piattelli A, Zöller JE.** Peri-implant bone organization under immediate loading state. Circularly polarized light analyses: a minipig study. J Periodontol. 2006 Feb;77(2):152-60.

[124] **O'Connor P, Lanyon LE, McFie HM**. The influence of strain rate on adaptative bone remodeling. J Biomechanics 1989 ; 15 : 767-778.

[125] **O'Sullivan D, Sennerby L, Meredith N.** Measurements comparing the initial stability of five designs of dental implants: a human cadaver study. Clin Implant Dent Relat Res. 2000;2(2):85-92.

[126] **Olsson M, Urde G, Andersen JB, Sennerby L**. Early loading of maxillary fixed cross-arch dental prostheses supported by six or eight oxidized titanium implants: results after 1 year of loading, case series. Clin Implant Dent Relat Res. 2003;5 Suppl 1:81-7.

[127] **Ong JL, Chan DC.** Hydroxyapatite and their use as coatings in Dental Implants: a review. Crit Rev Biomed Eng, 2000; 28 : 667-707.

[128] **Ostman PO, Hellman M, Sennerby L**. Direct implant loading in the edentulous maxilla using a bone density-adapted surgical protocol and primary implant stability criteria for inclusion. Clin Implant Dent Relat Res. 2005;7 Suppl 1:S60-9

[129] **Overgaard S, Lind M, Glerup H, Bunger C, Soballe K.** Porous-Coated Versus Grit-Blasted surface Texture of Hydroxyapatite-Coated Implants during Controlled Micromotion Mechanical and Histomorphometric Results. J Arthroplasty, 1998; 13 : 449-458.

[130] **Overgaard S, Bromose U, Lind M, Bunger C, Soballe K**.The Influence of Crystallinity of the Hydroxyapatite Coating on the Fixation of Implants. Mechanical and Histomorphometric Results. JBone Joint Surg Br, 1999; 81 : 725-731.

[131] **Palattella P, Torsello F, Cordaro L.** Two-year prospective clinical comparison of immediate replacement vs. immediate restoration of single tooth in the esthetic zone. Clin Oral Implants Res. 2008 Nov;19(11):1148-53

[132] **Payne AG, Tawsee-Smith A, Kumara R, Thomso WM.** One-year propsective évaluation of the early loading of unsplinted conical Branemark fixtures with mandibular overdentures immediately fllowing surgery. Clin Impl Dent Relat Res 2001 ; 3 : 9-19.

[133] **Payne AG, Tawse-Smith A, Duncan WD, Kumara R.** Conventional and early loading of unsplinted ITI implants supporting mandibular overdentures. Clin Oral Impl Res. 2002 ; 13 : 603-609.

[134] **Payne AG, Tawse-Smith A, Thompson WM, Kumara R**. Early functional loading of unsplinted roughened surface implants with mandibular overdentures 2 weeks after surgery. Clin Implant Dent Relat Res. 2003;5(3):143-53.

[135] **Piattelli A, Corigliano M, Scarano A, Costigliola G, Paolantonio M.** Immediate loading of titanium plasma-sprayed implants: an histologic analysis in monkeys. J Periodontol. 1998 Mar;69(3):321-7.

[136] **Pierrisnard L, Hure G, Barquins M, Chappard D.** Two dental implants designed for immédiate loading : a finité élément analysis. Int J Oral Maxillofacial Implants 2002 ; 17 : 353-362.

[137] **Piliiar RM, Lee JM, Maniatopoulos C**. Observations on the effect of movement on bone ingrowth into porous-surfaced implants. Clin orthop relat res. 1986 Jul(208) : 108-13.

[138] **Pilliar RM**. Quantitative Evaluation of the Effect of Movement at the Porous Coated Implant-Bone Interface. In Davies JE Ed. The Bone-Biomaterial Interface. Toronto: University of Toronto Press; 1991; 380-387.

[139] **Piliar RM**. Overview of surface variability of metallic endoosseous dental implants : Texture and porous surface-structured design. Implant Dent. 1998 ; 7(4) : 305-314.

[140] **Ramakrishna R, Nayar S.** Clinical assessment of primary stability of endosseous implants placed in the incisor region, using resonance frequency analysis methodology: an in vivo study. Indian J Dent Res. 2007 Oct-Dec;18(4):168-72.

[141] **Rignon-Bret C, Descamp F, Bernaudin E, Bloch M, Hadida A.** Stratégie de traitement en prothèse amovible complete supra-implantaire mandibulaire. Réalités Cliniques 2003 ;14 (2) : 141-159.

[142] **Roberts WE, Smith RK, Ziberman Y, Mozsary PG, Smith RS**. Osseous Adaptation to Continuous Loading of Rigid Endosseous Implants. Am J Orthod, 1984; 86: 30-42.

[143] **Roberts WE et al** .Osseouse adaptation to continuous loading of rigid endoosseous implants.Am.J.Othod.1984 ;86 :95-111.

[144] **Roberts WE et al** .Bone physiology and metabolism.J .calif.Dent .Assoc .1987 ;15 :54-61.

[145] **Roberts WE**. Bone tissue interface .J.Dent.Educ.1988 ;52 :804-809

[146] **Roberts WE, Garetto LP, De Castro RA**. Remodeling of Devitalized Bone Threatens Periosteal Margin Integrity of Endosseous Titanium Implants with Threaded or Smooth Surface: Indications for Provisional Loading and Axially Directed Occlusion. J Indiana Dent Ass, 1989; 68: 19-24.

[147] **Rocci A, Martignoni M, Gottlow J**. Immediate loading in the maxilla using flapless surgery, implants placed in predetermined positions, and prefabricated provisional restorations: a retrospective 3-year clinical study. Clin Implant Dent Relat Res. 2003;5 Suppl 1:29-36.

[148] **Rocci A, Martignoni M, Gottlow J.** Immediate loading of Brånemark System TiUnite and machined-surface implants in the posterior mandible: a randomized open-ended clinical

trial. Clin Implant Dent Relat Res. 2003;5 Suppl 1:57-63.

[149] **Romanos GE, Johansson CB.** Immediate loading with complete implant-supported restorations in an edentulous heavy smoker: histologic and histomorphometric analyses. Int J Oral Maxillofac Implants. 2005 Mar-Apr;20(2):282-90.

[150] **Romanos GE, Testori T, Degidi M, Piattelli A.** Histologic and histomorphometric findings from retrieved, immediately occlusally loaded implants in humans. J Periodontol. 2005 Nov;76(11):1823-32. Erratum in: J Periodontol. 2006 Feb;77(2):326.

[151] **Romeo E, Chiapasco M, Lazza A, Casentini P, Ghisolfi M, Iorio M, Vogel G.** Implant-retained mandibular overdentures with ITI implants. Clin Oral Implants Res. 2002 Oct; 13(5):495-501.

[152] **Rompen E, Domken O, Degidi M, Pontes AE, Piatelli A.** The effect of material characteristics, of surface topography and of implant components and connections on soft tissue integration: a literature review. Clin Oral Impl Res 2006 Oct ; 17 (suppl 2) : 55-67.

[153] **Rubin CT, McLeod KJ.** Promotion of Bone Ingrowth by Frequency-Specific. Low-Amplitude Mechanical Strain. Clin Orthop Rel Res, 1994; 298: 165-174.

[154] **Salvi GE, Carollo-Bittel B, Lang NP.** Effects of diabetes mellitus on periodontal and peri-implant conditions: update on associations and risks. J Clin Periodontol. 2008 Sep; 35(8 Suppl):398-409.

[155] **Schnitmann PA, Wöhrle PS, Rubenstein JE.** Immediate Fixed Interim Prostheses Supported by Two-Stage Threaded Implants : Methodology and Results. J Oral Implantol, 1990; 2: 96-105.

[156] **Schroeder A, Van Der Zypen E, Stich H, Sutter F.** The Reaction of Bone, Connective Tissue and Epithelium to Endosteal Implants with Titanium-Sprayed Surfaces. J Oral Maxillofac Surg, 1981; 9 : 15-25.

[157] **Schulte W**. Messung des Dampfungsverhalten enossaler Implantate mit dem Periotestverfahren. Vorlaufige Mitteilung. Zeitschrift fur Zahnarztliche Implantologie 1988, 2 : 22.

[158] **Scortecci G, Misch C, Benner K.** Implants and restorative dentistry 2001.

[159] **Seong WJ, Holte JE, Holtan JR, Olin PS, Hodges JS, Ko CC.** Initial stability measurement of dental implants placed in different anatomical regions of fresh human cadaver jawbone. J Prosthet Dent. 2008 Jun;99(6):425-34.

[160] **Sennerby L, Thomsen P, Ericsson LE**. A morphometric and biomechanic comparison of titanium implants inserted in cortical and cancellous bone. Int J Oral Maxillofac Impl 1992 ; 16 : 193-200.

[161] **Shahlaie M, Gantes B, Schulz E, Riggs M, Crigger M.** Bone density assessments of dental implants sites : I.Quantitatice computed tomography. Int J Oral Maxillofacial Implants 2006 ; 21 : 290-7.

[162] **Siegele D, Soltesz U**. Numerical investigations of the influence of implant shape on stress distribution in jawbone. Int J Oral Maxillofac impl. 1989 ; 4 : 333-340.

[163] **Skalak R.** Considerations biomécaniques en prothèses ostéointégrés. L'ostéointegration en pratique clinique par Bränemark PI, Zarb GA, Albrektsson T. Editions CDP, Paris 1988; 117-128.

[164] **Soballe K, Hansen ES, Brockstedt-Rasmussen H, Bunger C.** The effects of Osteoporosis, Bone Deficiency, Bone and Micromotion on Fixation of Porous-Coated Hydroxyapatite-Coated Implants. Geesink RGT and Manley MT Eds. Hydroxyapatite Coatings in Orthopaedic Surgery. New York: Raven Press; 1993 : 107-136.

[165] **Stanford CM**. Surface modifications of dental implants. Aust Dent J. 2008 Jun;53 Suppl 1:S26-33.

[166] **Stricker A, Gutwald R, Schmelzeisen R, Gellrich NG**. Immediate loading of 2 interforaminal dental implants supporting an overdenture: clinical and radiographic results after 24 months. Int J Oral Maxillofac Implants. 2004 Nov-Dec ; 19(6) : 868-72.

[167] **Strong JT, Misch CE, Bidez MW, Nalluri P**. Functional surface area : Thread form from parameter optimization for implant body design. Comped Educ Dent. 1998 ; 19 (spécial issue) : 4-9.

[168] **Sullivan DY, Sherwood RL, Colins TA, Krogh PH**. The reverse torque test : a clinical report. Int J Oral Maxillofac Implants. 1996 Mar-Apr ; 11(2) : 179-85.

[169] **Sullivan DY, Sherwood RL, Mai TN.** Preliminary results of a multicenter study evaluating a chemically enhanced surface for machined commercially pure titanium implants. J Prosthet Dent. 1997 Oct;78(4):379-86. Erratum in: J Prosthet Dent 1998 Mar;79(3):365.

[170] **Szmukler-Moncler S, Reingewirtz Y, Weber HP**. Bone Response to Early Loading: The Effect of Surface State. Davidovitch Z, Norton LA, Eds. Biological Mechanisms of Tooth Movement & Craniofacial Adaptation. Boston: Harvard Society for the Advancement of Orthodontics, 1996; 611-616.

[171] **Szmukler-Moncler S, Salama H, Reingewirtz Y, Dubruille JH**. Timing of Loading and Effect on Micro-Motion on the Dental Implant-Bone Interface: A Review of the Experimental Literature. J Biomed Mat Res (Appl Mater), 1998; 43: 192-203.

[172] **Szmukler-Moncler S, Piatelli A, Favero GA, Dubruille JH**. Considerations preliminary to the application of early and immédiate loading protocols in dental implantology. Clinical Oral Implants Research 2000 ;11 (1) : 12-25.

[173] **Tabassum A, Meijer GJ, Wolke JG, Jansen JA**. Influence of the surgical technique and surface roughness on the primary stability of an implant in artificial bone with a density equivalent to maxillary bone: a laboratory study. Clin Oral Implants Res. 2009 Apr;20(4):327-32.

[174] **Tardieu P-B, Missika P**. Une classification clinique des mises en charges implantaires immédiates. Implant 1997 ; 3 (4) : 289-97.

[175] **Tarnow DP, Emtiaz S, Classi A**. Immediate loading of threaded implants at stage 1 surgery in edentulous arches : ten consécutive case reports with 1-to-5year data. Int J Oral Maxillofac Implants 1997 ; 12 :319-324.

[176] **Tawil G, Mawla M**. Sinus floor elevation using a bovine bone mineral (Bio-Oss) with or without the concomitant use of a bilayered collagen barrier (Bio-Gide): a clinical report of immediate and delayed implant placement. Int J Oral Maxillofac Implants. 2001 Sep-Oct;16(5):713-21.

[177] **Tawil G, Younan R, Azar P, Sleilati G**. Conventional and advanced implant treatment in the type II diabetic patient: surgical protocol and long-term clinical results. Int J Oral Maxillofac Implants. 2008 Jul-Aug;23(4):744-52.

[178] **Tawse-Smith A, Payne AG, Kumara R, Thomson WM**. Early loading of unsplinted implants supporting mandibular overdentures using a one-stage operative procédure with two different implant systems: a 2-year report. Clin Implant Dent Relat Res. 2002;4(1):33-42.

[179] **Testori T, Del Fabbro M, Szmukler-Moncler S, Francetti L, Weinstein RL**. Immediate occlusal loading of Osseotite implants in the completely edentulous mandible. Int J Oral Maxillofac Implants. 2003 Jul-Aug;18(4):544-51.

[180] **Thakur AJ**. The éléments of fracture fixation. New-York : Churchill Livingstone, 1997 : 27-36.

[181] **Tirsi P, Roa W**. Bone classification : bone histo-morphometric lassification. Clin Oral Impl Res. 1998 ;10 : 1-7.

[182] **Truhlar RS, Orenstein IH, Morris HF, Ochi S**. Distribution of bone quality in patients receiving endoosseous dental implants. J Oral Maxillofac Surg. 1997 Dec ;55 (12 Suppl 5) : 38-45.

[183] **Turner CH**. Three rules for boen adaptation of mechanic stimuli. Bone 1998 ; 23 : 399-407.

[184] **Weber HP, Corso M, Sirota C, Rasool F, Lee DD, Szmukler-Moncler S, Fiorellini J**. Clinical and Histometric Analysis of Osseointegration of Immediately Loaded Free-Standing Implants in Dogs. Clin Oral Implant Res, 1997 ; 8: 434.

[185] **Wennerberg A, Albrektsson T, Andersson B**. Design and surface characteristics of 13 comercially available oral implant systems. Int J Oral Maxillofac Impl. 1993 ; 8 : 622-633.

[186] **Wennerberg A, Albrektsson T, Andersson B, Kroll J**. A histomorphometric and removal torque study of screw shaped titanium implants with tree different surface topographies. Clin Oral Impl Res. 1995 ; 6 : 24-30.

[187] **Wennerberg A, Albrektsson T, Andersson B**. An animal study of CP titanium screws with different surface topographies. J mater Sci Mater Med. 1995 ; 6 : 302-399.

[188] **Wennerberg A, Hallgren C, Johansson C, Danelli S**. A histomorphometric évaluation of screw implants each prepared with 2 surface roughnesses. Clin Oral Impl Res. 1998 ; 9 : 11-19

[189] **Wilson-Hench J, Williams DF**. Osteoinduction : Progress in biomédical engineering, Vol 4. Definitions in biomatériaux. Elsevier 1987, Amsterdam : 29.

[190] **Wolff J**. Das gesetz der transformation der knochen. A Hirschwald, Berlin 1892.

[191] **Zarb GA , Albrektsson T**. Osseointegration –a requiem for the periodontal ligament ? An

Editorial .int .J.Periodont.rest.Dent.1991 ;11 :88-91.

[192] **Zarb GA, Albrektsson**. Critères déterminant le succès clinique des implants dentaires ostéointégrés. Cah. Proth. 1999 ; 71 :19-26.

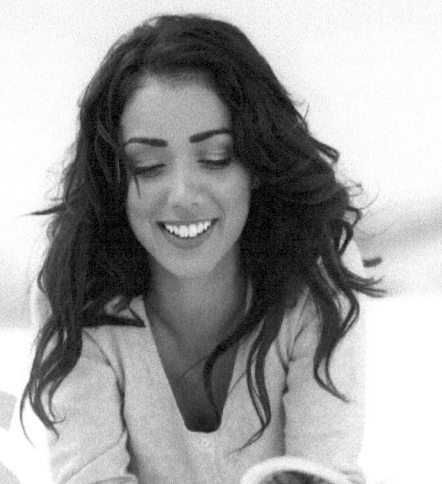

Oui, je veux morebooks!

i want morebooks!

Buy your books fast and straightforward online - at one of the world's fastest growing online book stores! Environmentally sound due to Print-on-Demand technologies.

Buy your books online at
www.get-morebooks.com

Achetez vos livres en ligne, vite et bien, sur l'une des librairies en ligne les plus performantes au monde!
En protégeant nos ressources et notre environnement grâce à l'impression à la demande.

La librairie en ligne pour acheter plus vite
www.morebooks.fr

OmniScriptum Marketing DEU GmbH
Heinrich-Böcking-Str. 6-8
D - 66121 Saarbrücken
Telefax: +49 681 93 81 567-9

info@omniscriptum.de
www.omniscriptum.de

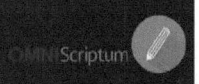

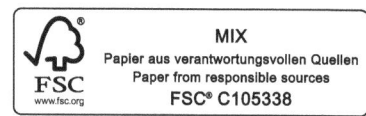

Printed by Books on Demand GmbH, Norderstedt / Germany